拯救孩子视力

ZHENGJIU
HAIZI
SHILI

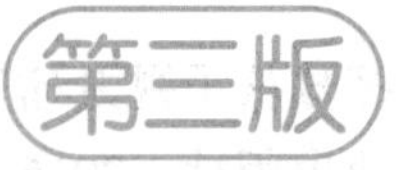

谌竹筠◎主编

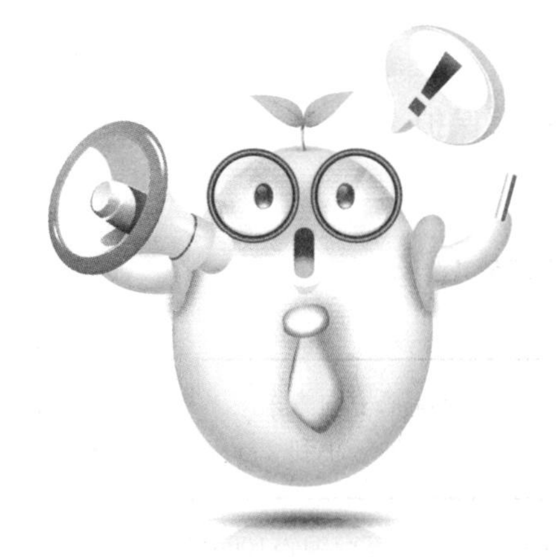

化学工业出版社
·北京·

本书在介绍传统的改善视力疗法的基础上，以大量篇幅介绍了自然视力疗法，如游戏、营养、光线、色彩等，并为不同视力状况的孩子提供了不同的预防和治疗方案，使得改善视力以及预防视力下降不再成为一项枯燥的任务。书中疗法方式多样，一看就懂，简明有趣，可操作性强，既适合孩子利用走路、等车、乘车、课间等零碎时间自行操作，也适宜父母和孩子互动参与。

图书在版编目（CIP）数据

拯救孩子视力/谌竹筠主编. —3版. —北京：化学工业出版社，2016.10 （2020.1重印）
ISBN 978-7-122-28058-9

Ⅰ.①拯… Ⅱ.①谌… Ⅲ.①青少年-视力保护 Ⅳ.①R770.1

中国版本图书馆CIP数据核字（2016）第217514号

责任编辑：邱飞婵　　文字编辑：向　东
责任校对：边　涛　　装帧设计：史利平

出版发行：化学工业出版社（北京市东城区青年湖南街13号　邮政编码100011）
印　　装：三河市延风印装有限公司
710mm×1000mm　1/16　印张13¾　字数200千字　2020年1月北京第3版第4次印刷

购书咨询：010-64518888　　售后服务：010-6 518899
网　　址：http://www.cip.com.cn
凡购买本书，如有缺损质量问题，本社销售中心负责调换。

定　　价：29.80元　

编写人员

主　　编　谌竹筠

编　　者　谌竹筠　高　雁　陈　海　毛以慈　陈　沁

绘　　图　谌　超　方　可

前 言

《拯救孩子视力》自2009年发行，2013年再版以来，广受读者欢迎，现在第三版又以全新的面貌推出。青少年近视率呈逐年升高之势，这是个世界性的问题。怎样才能降低近视发生率？怎样才能治愈近视？这是世界眼科学家们，共同探索和努力的方向。

近视眼的发生，除去遗传的先天因素以外，大多与后天不良生活习惯有关。改变不良生活习惯，改变不良的视觉环境，采用游戏与治疗、生活与治疗相结合方法，启动人体自我修复能力，保护孩子视力，避免近视；治疗视力疲劳，恢复视力。让家长和孩子一起努力，给孩子带来一双明亮的眼睛。介绍这种自然疗法与传统疗法相结合的方法，是本书的重点。

目前虽然还没有找到真正治愈近视的方法，但全世界眼科专家在视光学上，的确已经取得了一些可喜的成果。本书在第三版里，将向读者介绍近年来，眼视光学方面新的突破和新的观念。

比如，治疗弱视的新概念：弱视治疗时间窗的扩大，由原来的“10岁以后将无法治疗”的理论，已经上延到成年以后积极治疗，还能够恢复部分视力的试验成功，为幼年时错过治疗机会的弱视者，带来新的希望。

我国以北京大学医学部眼视光学研究中心谢培英为代表的眼科专家，对角膜塑形镜的运用，经过近十多年的研究、实践、观察，证实了在青少年中配戴角膜塑形镜，可以重塑角膜的形态，降低屈光度，减少眼轴的拉长状态，暂时提高近视眼的视力，帮助孩子渡过近视高发期，避免形成高度近视眼。虽然角膜塑形镜还有尚待完善的地方，但毕竟为青少年近视眼的治疗带来了一线曙光。

第三版在各章节里补充了一些新的内容，比如，先天性白内障患儿利用自身干细胞，能长出透明的晶状体而恢复视力等。另外还新增加了一章眼科常识。第三版比前两版有了更丰富的内容，希望能够帮助各位读者认识眼睛，了解各种治疗方法，利用学会的方法防止近视，改善视力。

谌竹筠

2016年6月28日于西安电子城

第二版前言

毋庸质疑，中国学生近视眼发生率在逐年上升。笔者行医时，被家长问得最多的问题就是："怎么能够保护孩子的眼睛，减少近视眼的发生？减少视力不良的产生？"作为眼科医生，除了看病、手术，更应该把眼睛保健知识教给大众，从这个目的出发，2008年作者撰写了《拯救孩子视力》一书，介绍了很多预防和治疗视力不良的方法。在书里，既介绍了传统的视力疗法，也用大量的篇幅介绍了近年国外兴起的自然视力疗法，并提出把两种方法结合起来的综合视力疗法应该是最有效的。书中针对眼部情况各异的孩子，提出了不同治疗方案。对正常视力的孩子，能够达到保护眼睛的效果；对假性近视的孩子，能够"治假防真"；对近视、远视、散光、弱视、斜视的孩子，能使视力得到改善或治愈。由于各种疗法方式简明，不需要去医院，一看就会操作，在游戏中就完成了治疗，从而受到了读者的欢迎。

在修订版撰稿前，征询了读者的意见，修订版新增了一些篇幅。孩子的视力保健，应该是从围生期、婴幼儿期开始。原书婴幼儿眼保健内容比较缺乏，准妈妈们很需要了解这方面的知识，修订版中增加了先天性眼病防治，遗传性眼病防治，准妈妈注意事项以及新生儿、婴幼儿眼病防治等内容。使家长从胎儿时期就要重视孩子的视力保健，将大大降低孩子视力不良的发生率。

在修改书稿中，得到了北京大学生育健康研究所陈新教授的帮助和支持，提出了很多宝贵的意见。北京大学儿童青少年卫生研究所林琬生教授，提供了20年来全国城市学生视力不良检出率比较的数据。在此对支持帮助过我的朋友们，一并致以诚挚的感谢。

谌竹筠

2012年7月20日于西安

第一版前言

近30年来，随着中国经济的腾飞，人民生活水平迅速提高，家长在培养孩子上投入了大量的精力和财力。各种培训班林立，电脑极大地普及，为孩子们打开了很多新天地，也使孩子们的眼睛空前超负荷地工作。青少年的近视发病率在逐年上升，眼睛近视的人越来越多。

有什么办法能够保护孩子的眼睛，减少近视、弱视的发生，使他们远离视力不良呢？本书就是从这个目的出发，介绍了很多预防和治疗视力不良的方法。在内容上，既介绍了传统视力疗法，也用了大量的篇幅介绍了国外的自然视力疗法。不管是哪一种视力疗法，都有其有效的一面，也有它的局限性。因此，把两种方法结合起来的综合视力疗法，应该是最有效的。

综合视力疗法不仅能使近视、远视、散光、弱视、斜视孩子的视力得到改善或治愈，也能保护正常视力孩子的眼睛，让正视眼孩子的眼睛更明亮。本书详细地叙述了各种疗法，从婴儿到中学生，为不同视力状况的孩子，提供了不同的预防和治疗方案。这些方案将治疗和生活、治疗和游戏结合起来，完全适合于家庭使用。书中疗法多样，一看就懂，简明有趣，可操作性强，既适宜学生利用课间、走路、等车、乘车等零碎时间自行操作，也适宜父母和孩子互动参与。如果从婴儿时代起，就开始重视对孩子眼睛的保护，视力不良的发病率将大大降低。希望这本书能成为家庭保健书中最有价值的书之一。

谌竹筠

2008年10月18日于西安

目　录

1 认识孩子的眼睛

2 拯救视力的治疗方法

3 良好的用眼习惯与视觉环境

4 有助于眼睛保健的饮食

5 眼睛游戏改善视觉

6 视觉训练

7 配镜治疗

8 手术治疗

9 选择合适的治疗方法

10 让孩子远离视觉不良

11 你知道这些眼科常识吗

1

认识孩子的眼睛

眼睛是身体的窗户

眼球的前面，是由“黑眼球”和围绕四周的“白眼球”组成的。正面看去，眼睛像一扇美丽的窗户。包盖眼球外面的是眼皮，也叫眼睑，既像窗帘，也像照相机的镜头盖，可起到遮盖和保护眼球的作用。眼皮上有一排微微翘起的睫毛，像架在窗户上方的雨棚一样，既可以减弱射进眼睛的光线，也可以阻止灰尘、汗水和异物的飞入。一旦有异物飞向眼球，眼皮就会很灵敏地关闭，从而避免眼球受到伤害。

人可以通过眼睛看见外面的世界，眼睛是认识世界的窗户。医生也可以通过患者的眼睛，看见眼底的血管神经的形态，为全身疾病的诊断提供依据，因此眼睛也是人体上能直接看见血管变化最清晰的窗户。

眼睛是人体照相机

剖面看去，眼球有7个部分（图1），恰似一台照相机。

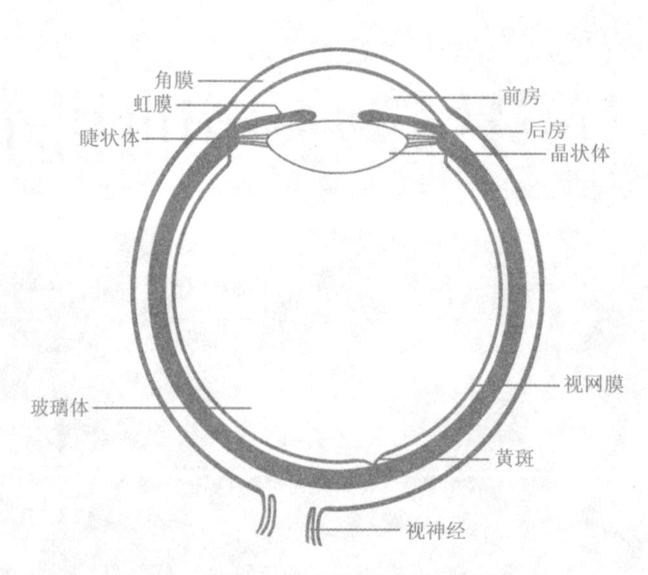

▲图1　眼睛的构造剖面图

（1）角膜　俗称“黑眼球”，位于眼球最前方的透明组织，是光线进入眼睛的窗口，相当于照相机的镜头。

（2）前房　角膜后、虹膜前的空间。

（3）虹膜　精致而灵巧的膜状物，由它环绕而成的幽深“井口”，叫瞳孔，犹如照相机里的光圈。强光下瞳孔缩小，可减少强光对眼睛的刺激；弱光和暗处瞳孔扩大，增加进入眼内光线以助看清物体。

（4）后房　虹膜后、晶状体前的空间，前房和后房里充满了房水，房水既维持了必要的眼压，还为眼睛提供了营养。

（5）晶状体　在后房房水里的是一枚晶莹剔透的水晶体，也叫“晶状体”。它由四周的悬韧带悬挂在睫状肌上。好的照相机有可调焦镜头，可以随被拍物距离的远近，随意伸出或缩进。而晶状体犹如照相机里的可调焦距镜头，也会根据所看物体距离的远近，通过睫状肌的收缩和舒张，晶状体有弹性地变凸或变平，使视网膜上形成清晰的焦点。这种“视近”和“视远”的切换，是在顷刻之间迅速而灵敏地完成的。

（6）玻璃体　充填在晶状体后面的透明的凝胶样物质，能维持正常眼压。

（7）视网膜　眼球壁的内层，也叫“眼底”。眼底上分布有很多视神经细胞，包括视锥细胞和视杆细胞。视锥细胞大多集中在黄斑处，主管明光下的视力和色觉；黄斑以外区域的是视杆细胞，则管理视野和暗光视力。视网膜恰如照相机中的底片，外界物体都在视网膜上聚焦成像。

人眼是这样看见外部世界的

平时我们拍照时，需要有足够的光线照亮物体，然后物体的光线通过照相机的镜头，感光成像在底片上，底片冲洗后变成可以看见的相片。

人眼睛看东西的过程也与照相机一样：眼睛的角膜、房水、晶状体、玻璃体等透明组织，形成一个“组合镜头”。来自外界物体的光线，通过角膜射入眼睛，在“组合镜头”的折射下，物体的影像聚焦于视网膜上，两个视网膜上各形成一个大同小异的倒立的图像，相当于底片感光。

视网膜上所形成的物像，由视神经通道传入大脑，经大脑视觉中枢分析、判断，并把左右眼分别形成的两个倒立的物像，融合为一个完整清晰的正立的物像，这就相当于把底片冲洗为相片了，于是人就“看见”外面的世界了。因此，看东西的过程，是由眼睛和大脑默契配合工作而完成的。

人眼睛的结构虽然与照相机有异曲同工之处，却胜过最精妙的照相机。人眼是生物工程学的一项令人叹为观止的奇迹。在每个眼球的后半部，面积仅约2平方厘米的视网膜，却分布着超过1.5亿的感光细胞。这些感光细胞每秒钟能够处理数以亿计的光子。即使只有1粒光子的光强度，人眼也可感知，可见人眼的感光能力之强大，连最先进的照相机也望尘莫及。人眼可以自动对焦；可以快速变焦；可以不需闪光灯，而能在暗弱光线下“拍照”；“照片”可保持立体和彩色效果；而且还具备体积轻巧、全自动操作等照相机无法比拟的优点。眼睛是认识外界的窗户，是大脑司令部最可靠、最敏捷的侦察兵。有了眼睛，才能使人与外界和谐相处。

人眼是如何实现看远看近转换的

眼球的角膜、房水、晶状体、玻璃体形成人眼的“组合镜头”，也就是形成一个大的屈光体，使外来的光线发生屈折，聚焦于视网膜上。在这个屈光体里，起主要屈光作用的是角膜和晶状体。人眼在休息状态时，总屈光力是58.64D，其中角膜具有43.13～43.53D，但不同的人角膜屈光度是有差别的，角膜表面弯曲度越大，屈光力就越强。晶状体在静止状态时，屈光力为16～20D。晶状体的屈光力是随人的年龄变化而变化的，年龄越小，晶状体屈光力越大，成年后逐渐减少，老年期晶状体屈光力最小。

人眼在看远与看近时，需要不同的屈光力，而在眼睛这个“组合镜头”里，只有晶状体有弹性，可以改变屈光力大小，其他的组织都是不能改变的。也就是说，眼睛为了看清远处和近处物体，需要晶状体不断地改变屈光力。

例如，一个正视眼的学生在上课时，抬头看5米外的黑板，光用眼睛自身的屈光力，刚好聚焦在视网膜上，已经能够看清黑板上的字了。而当他看5米内物体和低头看书时，焦点落不在视网膜上，这就需要晶状体变厚、变凸，增加眼睛的屈光力才能聚焦在视网膜上而看清。因此，眼睛看远时，晶状体需要变薄；看近时需要变凸，晶状体这种变薄、变凸的动作，叫作眼睛的调

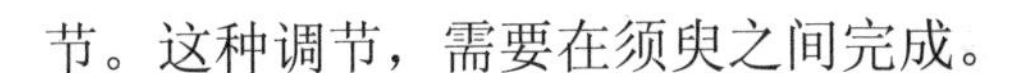

节。这种调节，需要在须臾之间完成。

晶状体的调节力随年龄而变化，成年后晶状体逐渐变硬失去弹性，变凸能力下降，使调节力逐渐变弱。10岁前的儿童调节力最强，可有14D，30岁有7D，50岁有2.5D，70岁只有0.25D。45岁左右的人调节力开始大幅下降，看不清近物，就是老花的开始了。

光有调节功能，单眼是能够看清物体，但只是平面感，要使物体有立体感，还需要眼睛的集合功能。那就是依靠6条眼外肌的收缩与舒张，使两个眼球同时内转或者外转，随时把两眼球摆放在合适的位置上，才能让两眼看的东西融合为一个立体的、清晰的、与外界完全一样的图像。

因此，看远时，晶状体变薄，双眼视线平行；看近时，晶状体变凸（调节），双眼球内转（集合）。调节与集合功能，是不用大脑支配的、互相配合默契的、非条件反射的动作，是使我们不论看远还是看近，都能够得到一个清晰立体图像的重要保障条件之一。

孩子需要做哪些视觉检查

视觉包括光觉、形觉、色觉三大部分：光觉是辨别明暗度的能力，形觉是辨别形状的能力，色觉是辨别颜色的能力，而这三种综合能力就叫视功能。孩子需要做的视觉检查包括视力检查、色觉检查、暗适应检查等，分别检查眼睛的形觉、色觉、光觉。具体的检查项目有视力表检查、裂隙灯检查、眼底检查、屈光检查（也叫验光检查）、对比敏感度检查、同视机检查、色觉检查、暗适应检查、眼视野检查、眼压检查、眼超声检查等，对明确诊断有帮助。

以上项目每个孩子是否都需要做呢？不是的，首先医生会对眼睛做一般性的检查，如先做视力检查、裂隙灯检查和屈光检查三项。这三项可大概了解孩子眼睛的情况，判断出孩子的视力好坏、屈光是否正常等。

如果想了解孩子的其他视功能是否正常，医生就可以加上同视机检查、色觉检查、暗适应检查三项。

如果孩子经验光检查，视力仍然不能提高，就需要做些其他检查，如眼底检查、眼压检查、眼视野检查、眼超声检查等，以判断孩子是否有其他眼病。

3岁孩子就要开始查视力

在所有的眼科检查里，视力检查是最常使用的，是排在第一位的检查。视力包括中心视力和周边视力两部分，它是视觉敏锐度高低的标志。因此视力检查是最重要的检查。

中心视力指能清楚准确看见物体的视力，平常我们称的“视力检查”就是指中心视力检查，它是眼科检查的第一步，是最受关注的、最重要又是最简单的检查。它是视功能好坏的主要标志。中心视力检查包括用在5米外的E字或C字大表检查远视力和用放在桌上的E字小表检查近视力两种。周边视力指一个人的视野大小，周边视力检查主要做视野检查。

往往会忽略对学龄前儿童进行视力检查，好多孩子都是在上学后，甚至更晚才进行首次视力检查。我们知道，0～10岁是孩子视觉发育的关键期和敏感期，而视力检查又是衡量眼睛能不能看清楚外界的最直观的标志，如果早做视力检查，早发现孩子有视力缺陷，及时进行眼科其他检查并治疗，就可以拯救大多数视力不良的孩子，将让孩子受益终身。家长千万不要忽略孩子的视力，要尽快教会孩子认识视力表，在3～4岁就开始做视力检查。

婴幼儿如何做视力检查

上面介绍的E字表视力检查，适合学龄前后的孩子，对3岁以下的婴幼儿则有些难度。专家们根据婴幼儿的视觉特点，设计了其他一些可行的检查方法。

（1）6个月以下婴儿视力检查

① 1个月内的婴儿：能注视光源。距婴儿20～30厘米处，用一笔式手电筒，一开一关照射宝宝的瞳孔。正常宝宝的瞳孔，能随之缩小放大，就是有对光反应。

② 1～3个月的婴儿：能全神贯注地注视周围人的脸，主动看周围的东西，平躺时可注视水平和垂直运动的小球，能看移近的手指。

③ 3～6个月婴儿：能主动用手抓感兴趣的东西，能追随眼前30～60厘米远处的运动小球，大人手指突然逼近宝宝眼睛时，宝宝会有保护性眨眼

动作。

上述检查不能定量，只能粗略估计。

（2）6个月～2岁婴幼儿视力检查

① 视动性眼球震颤法：用涂有黑白条栅的测试鼓检查婴幼儿视力。在婴幼儿眼前转动测试鼓，并变化黑白条栅的宽度，诱发婴幼儿眼球震颤，从而大概计算出婴幼儿的视力。

② 小球估算法：这种方法是在黑色背景下，采用不同直径的白色小球，让孩子辨认，以此来大概估计婴幼儿的视力状况：在3米远能分辨出直径1.9厘米的小球，视力相当于E字表上0.1；能分辨直径1.3厘米的小球，视力为0.16；能分辨直径0.95厘米的小球，视力为0.25；能分辨直径0.62厘米的小球，视力为0.3；能分辨直径0.47厘米的小球，视力为0.5；能分辨直径0.32厘米的小球，视力为0.6。

（3）2～2.5岁幼儿视力检查

① 视物估计法：在幼儿眼前30～35厘米处，放置直径不一的珠子。如果幼儿能找到并拣起直径为1毫米的小珠子，其视力为0.3以上。

② 儿童图形视力表检查法：以儿童最感兴趣的花鸟、动物或物品绘制而成，用来代替E字表，测检儿童视力。

（4）2.5～3岁幼儿视力检查 可用儿童图形视力表进行准确的视力检查。

（5）3～4岁小儿视力检查 可用儿童图形视力表进行准确的视力检查。要尽量教会3岁以上的孩子辨认E字表，尽量逐步过渡到可以用国际标准视力表检查。

儿童视力发展规律的估算法

正常儿童的视力标准，可以进行估算，方法是0.2乘以年龄。例如，2岁孩子远视力可达0.4，5岁达1.0。但儿童的视力发育与身体发育一样，有个体差异，不能死套理论。正常情况下，不同年龄段的孩子正常视力有一个范围：2岁儿童正常视力0.4以上；3～5岁儿童正常视力为0.5～1.0；6～7岁儿童正常视力为0.7～1.0；7岁以上儿童正常视力为0.8～1.0，并且每个阶段的儿童两眼视力相差不超过两行。对学龄前的孩子要注重随时观察，每3个月或半年进行一次视力检查。中小学生应该每年进行一次视力检查。有屈光异常的小学生，应该每半年进行一次视力和屈光的检查。以观察孩子视力发展的好与坏，提醒家长给孩子做进一步检查。

如何看懂远视力检查记录

在远视力检查报告单上，裸眼视力指的是不戴眼镜时检查的视力，矫正视力指的是戴眼镜后检查的视力。远视力检查在5米处进行，5米看不见最大字0.1，就往前走近视力表，并标出前移的距离。如右眼0.1/4米，指被检查者在4米处可看清0.1最大视标，每前移1米，视力将下降0.02，在4米处能够看清0.1，其视力为0.08。在视力表前1米仍看不见0.1者，则用数指、手动、光感代替。

例如：检查记录是“右眼裸眼视力0.2，矫正视力－2.50DS=1.0”，前面的0.2是右眼的裸眼远视力，后面是该眼戴上250度近视镜后，矫正远视力可达到1.0；检查记录“数指/30厘米”，指在30厘米处可看清并数出指头的个数；检查记录“手动/15厘米”，指在15厘米处可辨出手动；检查记录“光感/2米”，指在2米处能辨出光亮；不能辨认光感者，记录为“无光感”。

如何看懂近视力检查记录

近视力检查是用放在桌上的近视力表距离眼睛30厘米进行检查。如在30厘米处看不清楚近视力表上1.0，则把表移近，检查结果需记录前移的距离。

例如：“0.3＋2.00DS=1.0”是指未矫正前裸眼近视力是0.3，戴200度远视镜或老花镜后，矫正近视力是1.0。而读表距离改变时，就需标出读表距离，如检查记录“1.0/15厘米”就是在15厘米处，能看见近视力表1.0。

孩子视力检查结果的意义

平常我们说的远视力，是指看5米远的物体时，使用眼球自身具有的视力，即不需要眼睛进行调节的静态视力。而近视力，是指看30厘米近的物体时需要眼睛进行调节后，增加了屈光度后的视力，是眼睛的动态视力。通过检查远、近视力，有经验的医生可以快速地判断出被检查的孩子是否存在近视、远视、散光，是否有其他眼病，为进一步诊断指示大概的方向。

① 如果孩子的远视力在5米处能看到1.0，近视力在30厘米处看到1.0，可判断为正视或轻度远视。

② 如果孩子的远视力大于或等于1.0，近视力小于1.0时，可判断为中度远视。患有角膜和晶状体轻度浑浊疾病者，也可有这样的视力表现。

③ 如果孩子远视力小于1.0，近视力大于或等于1.0时，可判断为近视、假性近视或视疲劳。外伤后的早期白内障患儿，也可出现近视现象。

④ 如果孩子远视力小于1.0，近视力小于1.0，远近视力都不好时，可判断为高度远视、高度近视或散光。其他一些眼病也会表现出远近视力下降，如弱视、角膜病、虹膜睫状体炎（虹睫炎）、葡萄膜炎、白内障、青光眼、玻璃体浑浊、视神经炎、黄斑变性、视网膜脱离、眼外伤、伪盲等。

眼睛屈光状态可决定视力好坏

我们已经知道，眼睛的角膜、房水、晶状体、玻璃体等透明结构，组成了眼睛一个大的“屈光镜头”，外界的光线能够通过它们，并能被这个“屈光镜头”所折射而聚焦于视网膜上。这种折射能力，叫屈光能力。

其中起主要屈光作用的是角膜和晶状体，这两大屈光组织决定着眼睛视力的好坏。能聚焦在视网膜上的，叫屈光状态正常，能清晰地看见远处物体，视力正常，例如正视。如果不能聚焦在视网膜上，看远处物体是模糊的，就叫屈光状态不正常，也叫屈光不正，视力就不正常，例如近视、远视、散光等（图2）。

每个人眼睛的屈光状态，都是不相同的。屈光的强弱代表屈光力的大小，屈光力的单位是屈光度。屈光度的符号用英文字母D表示，屈光度大小用数字代表。例如：一个屈光度=1.00D，称为100度，10D称为1000度。近视眼镜度数前加上“－”号，远视眼镜度数前加上“＋”号。例如：近视100度用－1.00D表示，远视100度用＋1.00D表示。

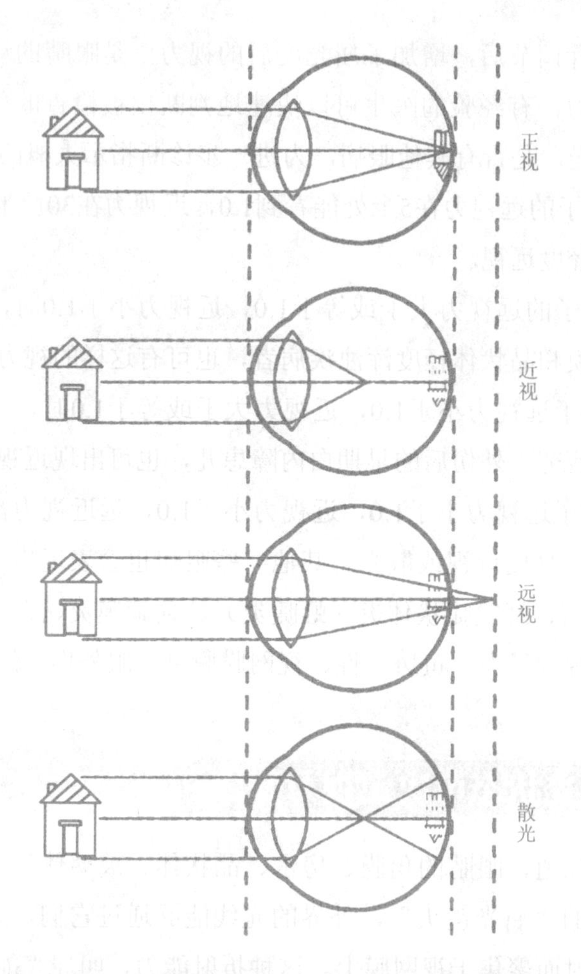

▲图2　正视眼和屈光不正眼的屈光示意图

验光是准确判断孩子眼睛屈光状态的方法

屈光检查又称验光，既可定性检查眼睛的屈光是否正常，孩子的眼睛是属于正视、近视、远视、散光哪一种；还能定量测出屈光度是多少。从验光的结果，医生还能就当前屈光状态可能给孩子视力带来的影响做出估测。

（1）验光可帮助屈光不正的孩子获得良好视力　视力达不到1.0时，多数都可能有屈光异常，视力检查可以查出孩子的视力好坏。但不做验光，就难以判断孩子眼睛的屈光是否正常；是否有近视、远视或散光。如果有屈光不正，能否用镜片矫正而得到良好的矫正视力等问题都可以通过验光得到准确的答案。

（2）验光可帮助寻找视力障碍的原因 产生视力障碍的原因是屈光不正还是其他眼病，可以通过验光寻找原因。如果把屈光不正的因素排除了，则有利于选择其他眼病的检查，尽快查出视力障碍的真正原因。

普通验光的方法首先是查视力，然后通过电脑验光查出基本的度数，但不能用这个度数去配镜，因为人的视觉还有心理因素和生理因素的参与，还需要验光师进行分析、判断，经试戴才能得出正确的度数。

孩子验光经常需要做散瞳验光，这是一种能可靠而准确地查出孩子屈光度的验光方法。散瞳验光是用散瞳药［如阿托品、托吡卡胺（托品酰胺）、后马托品等］将眼睛的睫状肌麻痹，使眼睛不产生调节作用，检查眼睛在静止状态下的屈光力，也就是眼睛本身的真实屈光度。

如何观察孩子的视力变化

与孩子朝夕相处的家长，应该最早发现孩子眼睛的异常情况。只要用心观察孩子的视力状况，就能及早发现孩子的视力问题。

如果孩子的眼睛有问题，最明显的表现就是视力下降，家长只要留意，很快就能发现孩子的视力问题。如果发现孩子看东西有异常表现，就要及时带孩子上医院眼科检查，确定是有屈光的问题还是有其他眼病。孩子发生视力障碍的病因里，屈光不正占首位。屈光不正是指眼睛有了近视、远视、散光等。

当婴儿有视力障碍时，有的婴儿瞳孔区发白；有的婴儿眼角膜发雾；有的婴儿眼睛外观没有什么异常，但眼睛不灵活、发呆，2个月大的宝宝眼睛还不会追随大人，不会认识妈妈。这些现象都提醒家长注意：孩子的眼睛可能有问题。

3岁以上的大孩子，有一定的表达能力后，更容易发现屈光异常的表现。例如，孩子看书喜欢凑得比较近，看电视爱坐得靠前，远一点的东西他就看不清楚、容易认错，或看远时喜欢眯着眼睛。上学的孩子会明确讲看不清黑板上的字，或天阴时看不见，老师字写得小时看不清，有的孩子还会讲看书头痛、头晕、头胀。与同龄的孩子相比，学习时坐不住，写字老偏着头看，容易写窜行。这些表现都说明孩子的屈光可能不正常，家长不要掉以轻心，不要自以为是地认为孩子“没睡好”“感冒了”，甚至斥责孩子“不爱学”“偷懒”等。其实这些现象都可能是屈光不正的外在表现，家长们应该更仔细地观察孩子的眼睛了。

你的孩子是正视眼吗

5米外的光线可以看做是平行光线，当眼睛眺望5米以外的物体时，眼睛是处在休息状态的。如果只用眼睛本身具有的屈光力，就能使平行光线聚焦于视网膜上，它的屈光度是零，这就是屈光正常。也就是说，屈光正常的人，用自己眼睛天生的视力就能看清远方，这种眼睛叫正视眼。

正视眼的视力标准是：裸眼远视力，5米能看清远视力表1.0；裸眼近视力，30厘米能看清近视力表1.0。正视眼的孩子，验光屈光度为 0 ；看书学习时，没有头痛、眼眶痛的症状。如果你的孩子具备这些条件，恭喜你了，你的孩子是正视眼。

什么是近视眼

5米以外的物体，经过眼“屈光组合镜头”即屈光介质的折射，焦点落在视网膜前面，在视网膜上只有模糊的图像，看远方的物体不清楚，但看近处清楚就叫近视眼。近视眼者由于眼轴过长或屈光力较强等因素，导致远处光线进入眼内后，不能聚焦在视网膜上，视网膜上形成的是一个朦胧的图像，而不是清晰的图像。近视眼需要把物体前移，或者借助于近视眼镜，把焦点“后移”到视网膜上，才能看清远物（图3）。

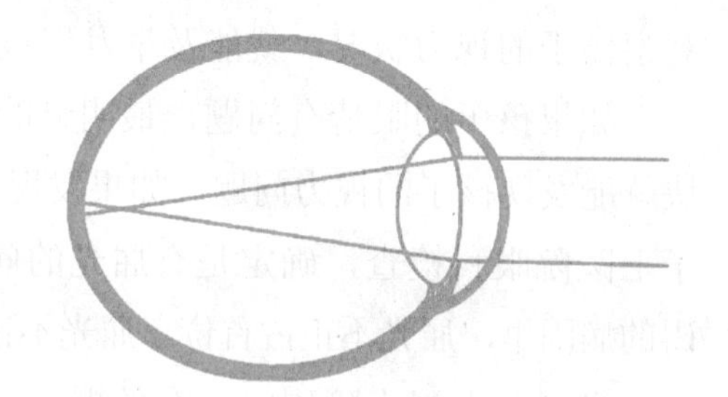

近视眼眼轴长，图像落在视网膜前面

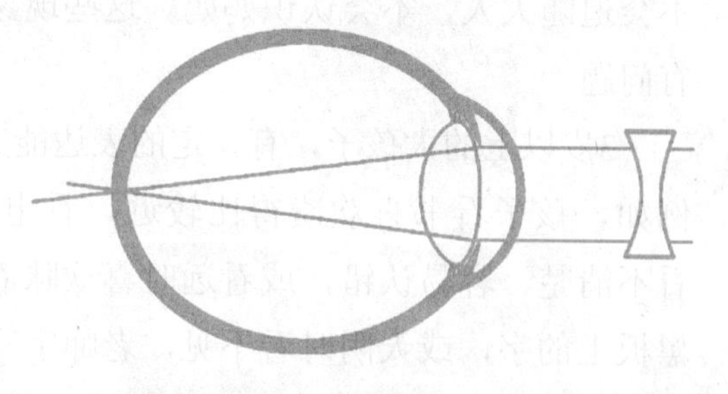

加近视镜片后，图像落在视网膜上

▲图3　近视眼及矫正示意图

近视眼属于屈光不正，是一种视力缺陷。产生的原因有先天遗传和后天用眼习惯不好两大因素。小于300度的近视眼为轻度近视眼，300～600度的为中度近视眼，超过600度的为高度近视眼。

孩子近视眼的表现

近视眼最明显的表现是看远处不清楚，看近处清楚，所以要把物体往眼前移近才能看清楚，或者通过戴眼镜也可以提高远视力去看清楚。

近视眼孩子有视疲劳现象，表现为视力下降、头痛、眼痛三大症状。中高度近视眼孩子的光敏度下降，对暗光的适应差，即夜间看东西比白天困难。约70%的中高度近视眼孩子有色弱现象，对复杂颜色的分辨有误。高度近视眼孩子有程度不一的玻璃体浑浊，感觉眼前有飞蚊样的黑色小点，随年龄增长会变得数量多、黑影大，影响视力。中高度近视眼孩子周边视野缩小。部分幼儿期近视眼可引起外斜眼。

你的孩子是近视眼吗

你的孩子是否有近视眼？首先家长要仔细观察孩子，看孩子有无下面两种表现：

① 与用眼有关的眼痛、头痛：孩子看书以后，容易发生眼发涩、眼珠发胀、眼钝痛等。与此相伴的是在上眼睑眉弓处或额部、枕部的跳痛、钻痛、钝痛等头痛症状。有间歇性痛，也有持续性痛，以下午和晚间最重。低度近视眼头痛比高度近视眼明显。

② 影响孩子学习：近视眼因视力不好，看电视离得比较近，看书爱揉眼睛，东张西望。这些孩子用眼后虽有视疲劳，但又讲不清楚自己的感受，直接表现就不爱学习。因此，家长如果发现自己的孩子不爱学习时，除寻找学习方法、兴趣等原因外，也要关注一下孩子的视力状况。

发现孩子有上述表现，应该去医院进行眼科检查，近视眼的检查结果表现有以下几种。

（1）视力下降 这是近视眼最主要、最明显的检查表现。近视眼在5米处远视力小于1.0，近视力能达到1.0。少数高度近视者，或合并有高度散光者、合并有弱视者，远、近视力都不好，有可能都达不到1.0。

（2）验光检查有屈光不正 经散瞳验光检查，近视眼有不等的近视度数。

（3）矫正视力上升 近视眼孩子戴眼镜后，矫正视力都会上升。单纯的近视眼矫正视力能达到1.0，少数高度近视者，或合并有高度散光者、合并有弱视者，矫正视力有可能达不到1.0。

（4）其他眼科检查异常 孩子眼科检查有上面3种表现，近视眼的诊断就可以确定了。除此以外，中、高度近视眼，还有其他眼科检查异常表现。

① 色觉变化：高度近视眼孩子有色弱现象，对颜色的分辨准确性下降。

② 暗适应度低：近视眼孩子暗适应迟钝，从外面明亮处进入室内暗处，眼睛逐渐看见室内物体所用的时间比正常人要长。尤其是中、高度近视眼孩子，学习时对光线明亮度的要求，比正常眼要高。

③ 视野变小：中、高度近视眼孩子，周边视野范围大小有程度不一的缩小。

④ 眼底改变：中、高度近视眼孩子眼底有明显改变，可呈豹纹状眼底；在视盘（视神经乳头）颞侧（耳侧），可见新月形的近视弧形斑，随近视度数的上升，眼底变化将更趋加重明显。

⑤ 眼超声检查改变：眼A超显示近视眼眼轴比正常眼长，其长度随度数而增加。眼B超显示，高度近视眼可有玻璃体浑浊。

⑥ 两眼近视度数相差大的孩子，有可能有外斜视。

什么是假性近视

有的孩子眼睛也表现出一种近视现象：看远处物体不清楚，要拿近才能看见，经休息或治疗后，视力能恢复正常。但如果还是采用原有的用眼方式，视力又会下降。这种在用眼、休息和治疗后，视力在不正常和正常之间反复波动的现象，就叫假性近视。

假性近视只是一种近视现象

人们近距离看书时，单用眼睛本身的静态屈光力是不够的，还需要睫状肌和晶状体工作，使眼轴暂时变长，产生300度的动态调节屈光力，才能看清。而由看近转为看远时，正视眼的睫状肌和晶状体能很快放松，调节屈光力消失，眼轴恢复正常长度。

真性近视眼的睫状肌弹性下降，眼轴被拉长固化后，由看近转为看远时，眼轴仍然不能恢复到正常的长度，而看远不清。假性近视眼的眼轴是暂时被拉长，它的睫状肌放松虽然比正视眼迟缓，但经休息或治疗后，睫状肌还能恢复弹性而变松弛，眼轴能恢复到正常的长度，近视现象随之消失，视力恢复正常。因此假性近视并不是真的近视，只是一种近视现象。它和真性近视的区别是，真性近视的眼轴已经变长，不能恢复正常，假性近视变长的眼轴能恢复正常。

少儿期的睫状肌力量强健、调节能力强，在看近物时产生的调节力比成年人大得多，也就是说，孩子看近物时产生的调节力，要超过正常看近需要的调节力，容易形成调节过度。少儿期学习负担重，长时间近距离看书写字，长期发生过度调节，是少儿期假性近视多发的原因。虽然假性近视不是真性近视，但假性近视是真性近视的前期，长期的假性近视必然发展成真性近视。

你的孩子有假性近视吗

你的孩子如果有以下表现，就可以判断为假性近视了。

① 远视力小于1.0，近视力等于或大于1.0。视力不稳定，易于波动，休息或治疗后，视力可以上升；再次长时间看近，用眼过度后，视力又可下降。

② 屈光度数有变化：采用普通验光法，孩子有近视度数。采用散瞳麻痹睫状肌，或者雾视法验光，消除过度调节以后，近视度数消失或下降，就说明有假性近视，或者是真假混合性近视。

③ 假性近视一般都是双眼性的，近视度数大多不会超过－2.00D。

④ 假性近视治疗疗效不确切。治疗时有效，停止治疗、恢复习惯性的近

距离用眼后，视力又会下降。

什么是远视眼

5米以外的物体，经过眼“屈光组合镜头”（屈光介质）的折射，焦点落在视网膜后面的叫远视眼。即远视眼的眼轴比正常眼短或屈光力比较弱，使光线聚焦于视网膜之后，视网膜上只能呈现模糊不清的物像，这种屈光状态也属于屈光不正，同样是一种视力缺陷。远视眼患者不管看远还是看近，都需要晶状体变凸，动用调节力量或借助眼镜的帮助，把视网膜后面的焦点“前移”到视网膜上来，才能看清楚东西（图4）。

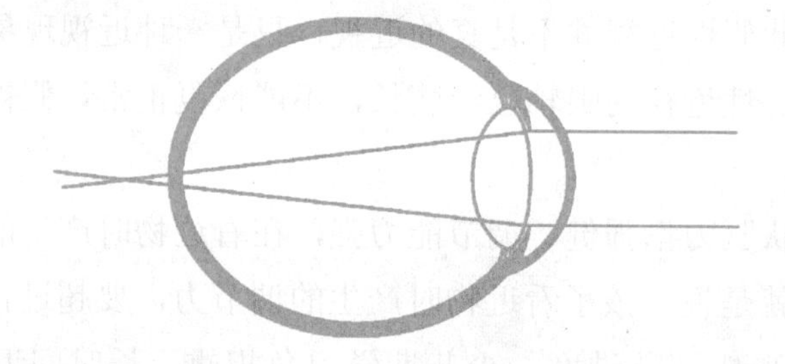

远视眼眼轴短，图像焦点落在视网膜后面

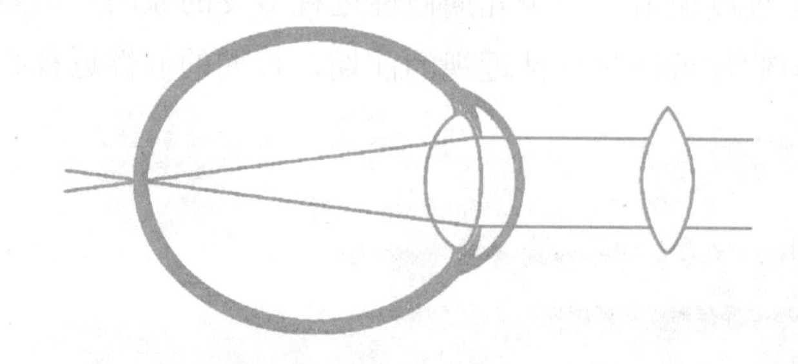

加上远视镜片，图像落在视网膜上

▲图4　远视眼及矫正示意图

初生的婴儿都是＋2.00～＋3.00D的生理性远视眼，随着身体的发育，眼球在慢慢增大，前后直径也在慢慢变长，远视度数会逐渐下降，向正视的方向漂移。当眼球前后径长到正常的长度，远视也就消失了，眼睛完成了正视化过程。而眼睛发育过度，直径继续加长，就成近视眼了。

孩子远视眼，是孩子眼球直径短于正常眼直径。绝大多数的远视眼孩子是先天遗传的，出生时眼球的直径就比一般婴儿短。有的是在幼儿时，眼球发育迟缓或者发育停滞不前，使眼球直径没有长到正常的长度，没有完成正视化，就成了真正的远视眼。

孩子远视眼的表现

远视眼主要的表现有视力下降、视疲劳、内斜视。

（1）视力下降　远近视力都下降，看远看近都不清楚。

（2）视疲劳　这是远视眼最常见的症状。因为远视眼看远看近都不清楚，都需要眼肌持续进行调节工作，因此视疲劳现象比近视眼要严重，而且轻中度远视眼比高度远视眼更容易发生视疲劳。因为轻中度远视眼通过调节，使视物清晰度得到部分改善，眼睛就有可能整天都在努力调节中，眼肌必然非常疲劳。而高度远视眼调节后也看不清，眼睛就放弃调节了，所以高度远视眼反而不容易产生视疲劳。

（3）内斜视　远视眼要不断地利用调节，并配合使用眼球内转集合功能，所以中高度远视眼幼儿容易形成内斜视。如果远视眼长期得不到矫正，会形成弱视。

你的孩子是远视眼吗

如果你的孩子有以下的表现，就可能是远视眼。

（1）视力下降　轻度远视者远视力正常，近视力等于或小于1.0；中、高度远视者远近视力都小于1.0。

（2）验光检查　孩子远视必须做散瞳验光，散瞳后有远视度数，且大于散瞳前的度数，戴凸透镜后远视眼的矫正视力提高。

（3）有视疲劳表现　幼儿和儿童因为调节力强，有时中度远视也能借助调节作用，不表现出视力下降，但有明显的视疲劳现象，看书后有眼痛、眼酸、眼干、流泪等症状，还会发生头痛、恶心、眩晕、乏力等身体和精神上的不适。有的妈妈发现孩子老有皱眉动作，眼科检查结果是轻度远视散光引起的视疲劳。经常不自主地皱眉，是视疲劳的一个典型症状。

（4）有视觉影响的表现 近距学习不能持久，如看书阅读后，感觉视物模糊，需休息一会儿才能继续阅读。

（5）高度远视眼视力下降很严重 首先表现在看近距时吃力，多数矫正视力也不好。患儿为了使视网膜上的影像扩大，往往把书本拿近，貌似近视的样子。

（6）其他眼科检查表现 孩子有上述表现，已经可以诊断有远视眼了。远视眼还可能有其他的检查表现。

① 眼位检查：中高度远视眼大多有眼睛内斜视。

② 眼底检查：远视眼有典型的眼底表现，视网膜有特殊的光彩，视盘（视神经乳头）发红。

③ 裂隙灯检查：高度远视眼角膜小，前房浅。

④ 眼A超检查：远视眼眼球前后直径短。

什么是散光眼

5米以外的光线射入眼内，不能在视网膜上形成一个焦点，而是形成两条或数条焦线，视网膜上呈现出的就不是一个清晰的物像，而是一些朦胧物像，这就叫散光眼。加上散光镜片，可使视网膜上模糊的图像变成清晰的图像（图5）。

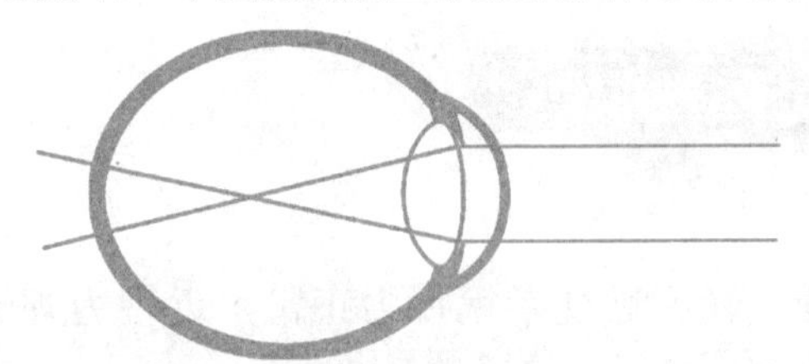

落在视网膜上是模糊的图像

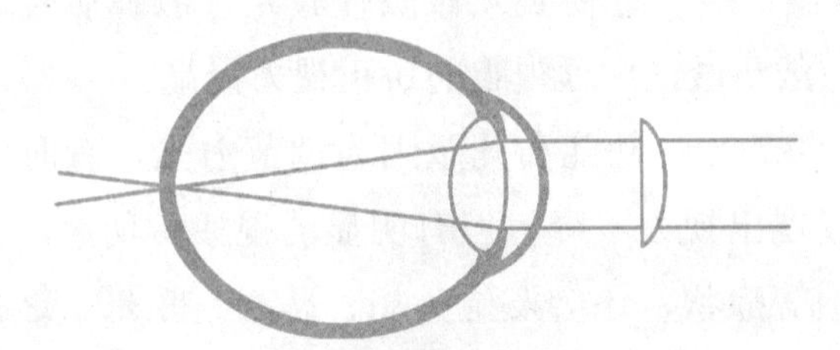

加上散光镜片，视网膜上模糊的图像变成清晰的图像

▲ 图5 散光眼及矫正示意图

理想的眼球应该是个正圆球体，各条子午线的弯曲度和半径都完全一致，但实际上人眼很难达到这个水平。人眼因上眼皮的压迫有轻度的散光，但不影响视力，叫生理性散光，不需要戴眼镜。散光眼的角膜和晶状体外表面，各方向的弯曲度不一样，因此各方向的屈光力就不一致。光线进入散光眼后，眼球各方向的折射度不一样，难以在视网膜上形成一个焦点，而是形成数条焦线，这样在视网膜上呈现的不是清晰的图像，看东西也是模糊的。散光属于屈光不正，也是一种视力缺陷。散光眼主要由先天发育不良产生，少数由于后天眼病而形成。

散光分为规则散光和不规则散光两种类型。

（1）规则散光　如果光线在视网膜前后能形成两条主轴焦线，并能够接受镜片矫正的，叫规则散光。我们平时所说的散光，都是指的这种散光。

（2）不规则散光　如果因为眼病，使角膜表面凹凸不平，各子午线的弯曲度不规则，光线经过角膜后，被折射得杂乱无章，无法在视网膜上聚焦成像，也不能用眼镜矫正的散光，叫不规则散光，例如因角膜浑浊而产生的散光以及因先天圆锥角膜而产生的散光。

90%的散光低于2.00D，属于轻度散光。2.00D以上的散光发生率比较低，超过4.00D的散光叫高度散光，大多属于先天性散光。

孩子散光眼的表现

最主要的症状是视力下降和视疲劳。

（1）视力下降　看远物及看近物，都是模糊不清的虚像。视力下降程度及视力矫正效果，随散光度数和性质而有不同：轻度散光，大多能得到很好的视力矫正；高度散光绝大多数视力矫正效果难以达到1.0，特别是长大后才配镜的人，更难有好的效果。

（2）视疲劳　散光眼看任何距离的物体都不清楚，都是虚像，因而容易产生视疲劳，尤其是远视散光眼，看远看近都需要调节，头痛、眼痛的视疲劳现象更为严重。视力较好的轻度散光眼，眼睛在不断地努力调节，视疲劳程度胜过高度散光眼。而高度散光眼，不管怎么努力也没效果时，眼睛有时就放弃调节，结果虽视力下降明显，却不太表现出视疲劳现象。

你的孩子是散光眼吗

如果你的孩子有以下表现，就很可能有散光眼。

（1）视物不清　散光眼的孩子远视力和近视力均下降。

（2）有明显的视疲劳现象　如近距用眼不能长久，用眼后有头痛、头晕、疲劳、烦躁、眼痛、流泪等现象。

（3）眯眼看东西　部分散光的孩子喜欢眯眼看东西，视物成半闭眼状态，借助眼裂隙作用减少视觉干扰，减少散光的影响，提高视力，以助看清。这种习惯性的眯眼动作，会过早带来抬头纹，同时易产生眼肌疲劳。有的孩子对较强光敏感，甚至有的孩子看弥散的阳光都要眯眼或戴墨镜。

（4）偏头看东西　有斜轴散光的孩子，喜欢偏头看东西，会形成歪头斜颈的特殊体态。

（5）验光检查　验光时，有些轻度散光眼因有调节力量的参与，不加散光镜片也能看清楚。而有的散光眼不加散光镜片就看不清楚，而且看视力表的视标，笔画粗细不匀、偏斜、弯曲或发毛，加上散光镜片后，多数矫正视力可达1.0，视标笔画粗细不匀、偏斜、弯曲或发毛的现象消失。

（6）眼底检查　在眼底镜下，散光眼眼底可见视网膜各处清晰程度不一样。

（7）裂隙灯检查　不规则散光者角膜可见凹凸不平或有瘢痕、浑浊等。

什么是斜视眼

人的双眼要保持在一个正常的位置，两眼球还要能够同时灵活地上下左右转动，这都是由6条眼肌能够平衡地收缩舒展而进行的（图6）。当各条眼肌肌力强弱相当时，眼睛静止时两个眼球能够不偏斜，保持正常的位置，眼睛运动时，两眼还能同时注视着同一目标、向同一方向转动，使运动保持平衡，这是正位眼。正位眼看出的两个物像，才能在大脑里融合为一个像，达到双眼单视的效果。

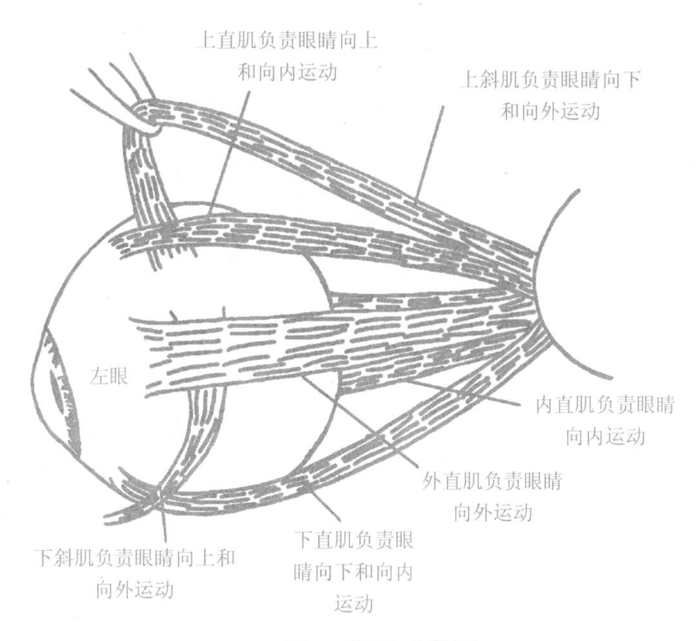

▲图6 眼肌功能图

如果各条眼肌肌力强弱不平衡，或控制眼肌运动的某神经受阻，使眼肌运动失去了平衡，两眼不能同时注视同一目标，就会出现一眼注视目标，另一眼偏离目标向一侧注视的现象。外观上可看见斜视眼某一侧有“眼白多”的现象出现，有这种现象的眼睛，就叫斜视眼。斜视眼不能双眼单视，看东西不是一个像，而是两个像，是眼位不正常的状态。

刚出生5～6周的婴儿，因为还没建立两眼球联动协调性，是单侧眼球运动，会有生理性的斜视。婴儿到6～7个月时，双侧眼球转动协调性才发育起来。如果1岁后的婴儿眼球仍然发生偏斜，就可能不是生理性的，而是先天斜视，应该前去就医了。

孩子斜视眼的表现

斜视眼根据不同的发病原因，主要分为共同性斜视和麻痹性斜视两大类，它们有不同的眼睛表现形式。

（1）共同性斜视的表现 由于各眼肌肌力强弱不平衡，使眼球偏向眼肌强健的一侧；或因为两眼屈光度相差太大，两眼看到的两个像，融合不成一个像，从而使弱眼球偏向一侧。因这两种原因引起的斜视，叫共同性斜视。共同性斜视的发作有固定性和交替性：有的是固定发生一眼或两眼斜；有的是两眼交替发生斜视，这种交替性斜视大多逐渐演变成固定性斜视。共同性斜视根据眼球偏斜的方向，有水平斜视（包括内斜视和外斜视）、垂直斜视、旋转斜视等（图7），儿童以内斜视、外斜视较为多见。

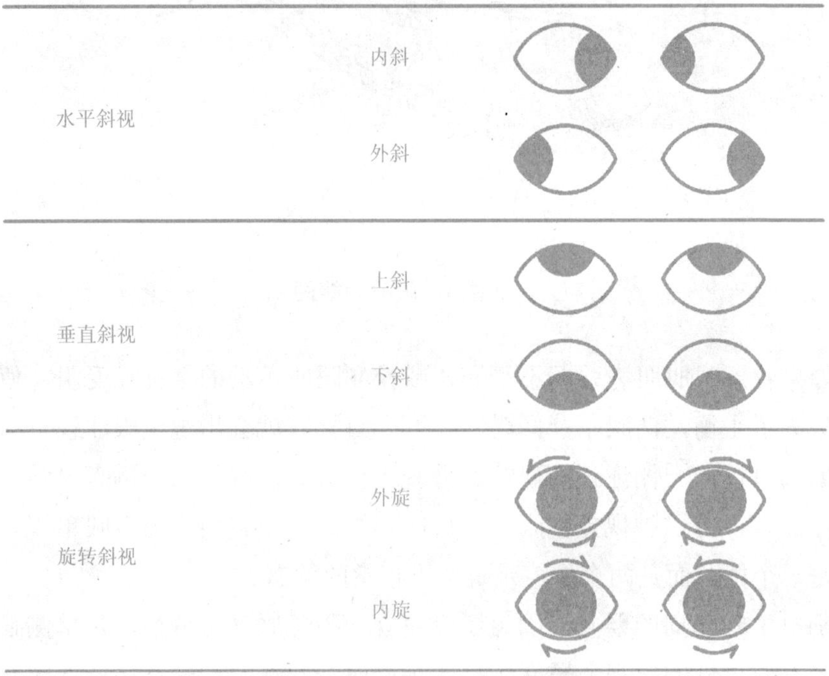

水平斜视
内斜
外斜
垂直斜视
上斜
下斜
旋转斜视
外旋
内旋

▲图7　共同性斜视的眼位图

① 水平斜视：指眼应向内或向外偏斜。

a. 内斜视：即黑眼球向鼻侧眼角偏斜或眼球向内转动时，只能看见白眼球，黑眼球藏进内眼角里了，俗话叫“对眼”“斗鸡眼”。

b. 外斜视：即黑眼球向外侧偏斜，内侧白眼球多于外侧。

② 垂直斜视：指眼位向上或向下偏斜，看起来一眼高一眼低，有点像“翻白眼”的感觉。

③ 旋转斜视：指眼位向内旋或外旋偏斜。

（2）麻痹性斜视的表现　由于眼肌或神经的功能发生损害，使一条或几条眼肌麻痹，导致眼球向一侧偏斜，叫麻痹性斜视。麻痹性斜视的病因有先天性和后天性两种。

① 先天性麻痹性斜视：是出生时或出生后6个月以前发生的斜视。通常是由于先天发育不正常、产伤、眼肌异常等引起的，使婴儿一出生就是斜视眼。

② 后天性麻痹性斜视：是因各种疾病的损害引起的斜视。例如，新生儿高热、婴幼儿的麻疹、脑炎等疾病对神经的伤害；各器官的炎症感染到眼肌，引起麻痹；糖尿病、脑血栓、脑出血等对眼神经的伤害；眼内肿瘤、颅脑肿瘤、耳鼻肿瘤对眼神经、肌肉的压迫；颅脑及眼眶外伤时伤及眼肌；眼科手术对眼肌的损伤；术后加压包扎不当影响眼肌等，都可以导致孩子麻痹性斜视。

你的孩子是斜视眼吗

斜视表现在眼睛上，比别的眼病更容易被人发现。家长只要掌握一点斜视的知识，在不引起孩子注意时，细心观察孩子眼睛：如果眼球两侧的白眼球对等就没有问题；如果一侧白眼球多，一侧少，或者上面白眼球多，下面少，这就有斜视了。这种表现很影响美观，最容易引起家长的注意，都会及时发现和就医。

① 斜视眼最直接的表现是两个或一个眼球位置不在正中，孩子的黑眼球偏一边，两侧白眼球多少不一，一侧的眼白多，像“翻白眼”样子，很影响颜面的美观。两种不同病因的斜视表现是不相同的。

a. 麻痹性斜视：先天性麻痹性斜视，是孩子一生下来，家长就看见孩子眼斜，当眼睛转动到不同的方向时，黑眼球偏斜程度是不一样的，有的方向斜得多，有的方向斜得少。后天性麻痹性斜视，在儿童期多发生急性眼偏斜，时间确切，各方向偏斜度不一样。

b. 共同性斜视：是孩子逐渐缓慢发生的黑眼球向一侧偏斜的现象。无论两侧眼球转到哪个位置，都保持相等的偏斜度。两眼球能做同向共同运动，各方向运动自如。

② 普遍有头痛、眼痛、恶心等反应。近距离看书、做作业时间稍长，即有字迹模糊或重叠现象，引起阅读困难。

③ 麻痹性斜视的孩子，出现视物成双、不能看清楚，即复视现象；用单眼看反而比双眼清晰、省力。共同性斜视的孩子，看东西没有重影，不发生复视。

④ 麻痹性斜视的孩子，表现出习惯性歪头或斜眼现象，那是为了克服复视现象的干扰。患儿往往采取一些头位代偿方式：如闭上一眼，只用一眼看东西，可以去掉双像；或视物时不像常人一样正对着目标，而是向某一个方向歪着头或斜着眼看目标，家长也很容易发现。长期麻痹性斜视患儿，看地面不平，走路歪斜，步态不稳，会出现代偿性头位，即偏头歪脖子去看东西，严重影响个人形象。共同性斜视的孩子不发生头位偏斜。

⑤ 大多共同性斜视的孩子，验光都伴有屈光不正的情况。有的戴矫正眼镜后，斜视可以消失，偏斜的眼位转为正位。有的是屈光度相差太大和弱视，斜视就不能消失。

⑥ 斜视眼没有融合功能，就没有立体视觉，患儿只有平面视觉，看东西判断不出来物体的前后、深浅、凸凹、厚度、质感，表现为拿东西扑空、夹菜夹空、走路不会避开坑沟、无法完成精细作业、画画线条容易重叠、不能将线头穿进针眼里等。

⑦ 发生弱视。由于斜视有双眼单视障碍，为了避免不能融合的两个图像扰乱视觉，斜视眼就经常处在被压抑的状态，长时间不用功能退化，就形成了弱视。弱视的程度与发生斜视的年龄有关，年龄越小，弱视越重，所以要提倡斜弱视的早治疗。

孩子斜视要做的检查

斜视的孩子，尤其是幼儿，理解力和耐心有限，而斜视的检查又比较繁琐，需要被检查者与医生很好地配合，才能查准确。因此家长有必要简单了解斜视的检查方法，有助于引导孩子去配合医生，得出正确的结果，对斜视的诊断和制订治疗方案有指导意义。主要有以下检查方法：

（1）尽量仔细回答医生的病史询问 需要向医生提供孩子产生斜视的

时间，是突然发生的还是逐渐发生的，发生的原因（天生的、疾病后的，还是外伤的、惊吓后的等），尽量提供自己观察到孩子斜视状态的变化、孩子的疾病史、孩子出生过程中的情况、家族史等。这些有助于医生判断斜视的种类和性质。

（2）视力检查　需验光检查屈光状态。对不易给予配合的婴幼儿，要反复查视力。医生还会通过观察婴幼儿眼睛追随目标的能力，来判断其视力情况。

（3）眼位检查　最简单实用但不太精确的方法是角膜映光法和眼遮盖法，门诊医生会用此法做初测，判断斜视的性质和方向，如水平斜视、垂直斜视或旋转斜视等。用此法还可以大概测出眼偏斜的角度数。此法要点是孩子眼睛不动，检查者要迅速熟练观察出反光点，如果检查者不熟练，照射时间太长，孩子眼睛必然会转动，造成检查结果不准确。在粗测以后，还会用斜视计、同视机等设备，准确测量斜视角的度数，用来识别共同性斜视或麻痹性斜视。检查时要告诉孩子眼睛不要乱动，尽量注视医生拿的游标。

（4）眼球运动检查　孩子的眼睛要跟随医生的手指或光标移动，了解眼肌的力量和协调性，是麻痹性斜视眼位的重要检查手段。

（5）注视性质检查　医生会检查眼底，以判断是中心注视还是旁中心注视。正常眼是用黄斑中心凹注视东西，这叫中心注视。中心凹处视锥细胞最多，视力最好。斜视眼用中心凹旁侧来注视，这叫旁中心注视。中心凹旁侧视锥细胞稀少，视力肯定不好，极易形成弱视。检眼镜光线较强，有的孩子怕光，家长要做好孩子的思想工作。

（6）复像检查　对麻痹性斜视应做复像检查，以判断是哪条肌肉发生了麻痹，为治疗提供依据。检查时，孩子要保持头部正位，不得转动，只能按医生要求转动眼球，并用手指出复像的方位和距离。

（7）视网膜对应检查、同视机检查、视野检查等　用以判断眼睛的融合力、双眼单视功能、视网膜对应能力，这对治疗有帮助。做这些检查时，医生会要求孩子对看见的图标进行描述，家长要帮助孩子弄明白医生的要求。

（8）假斜视的鉴别　内眦赘皮和瞳孔距离异常会形成“假斜视”，需要进行鉴别检查。内眦赘皮常见于学龄前儿童，因为年幼孩子鼻梁低，还没有发育挺拔，内眼角的眼皮较宽，它容易挡住眼内侧部分白眼球，看上去眼睛外侧眼白多于内侧，形成内斜视的错觉，好像是“对眼”。但医生只要把鼻梁上的皮肤捏住提起，再观察孩子的眼睛，不但两眼的反光点都位于角膜正中央，每只眼球内侧和外侧的眼白部分也是对等宽窄。这就是鉴别斜视的方法。还有的孩子眼眶距离和瞳孔距离过小，看起来像内斜；距离过大看起来像外斜，其实这两种情况都不是斜视。

什么是弱视眼

1985年我国弱视的定义：在医学上，经眼科检查，没有其他眼病，且也不能通过用镜片提高视力，远视力低于0.9，称为弱视。

2010年，我国眼科专家强调要依据儿童视力发展规律，诊断弱视不宜只以视力低于0.9为依据，而应参考相应年龄视力正常值下限。

目前弱视的定义：在儿童视觉发育期，由于单眼斜视，未矫正的屈光参差，高度屈光不正及形觉剥夺，引起单眼或双眼最佳矫正视力低于相应年龄视力为弱视。或者双眼矫正视力相差两行以上，视力低的眼为弱视眼。而且经过眼科系统检查，排除眼睛没有其他器质性病变。

简言之，弱视要具备几个条件：

① 弱视发生时间：是在孩子视觉发育期，即1～12岁。

② 有发生弱视的病因：孩子有单眼斜视；未矫正的屈光参差；高度屈光不正及形觉剥夺等。

③ 矫正视力（戴眼镜后检查的视力）低于正常同龄儿的视力，或者双眼矫正视力相差两行以上，视力差的眼为弱视眼。

④双眼经眼科检查，眼睛没有器质性病变。

不同年龄儿童视力正常值的下限是：3岁儿童视力正常值下限为0.5；4～5岁儿童视力正常值下限是0.6；6～7岁儿童视力的正常值下限为0.7。

弱视眼与其他眼病的区别是什么

婴儿出生到10岁间，是儿童视功能发育成熟期。在发育期，如果因遗传或后天环境的影响，使视功能发育不良，远视力低于同龄孩子。经检查，既没有其他眼病，也不能通过戴眼镜把该孩子的视力提高到相应年龄视力水平上，这种视力缺陷被称为弱视。弱视与其他原因的视力下降是有区别的：屈光不正（如近视、远视等）的视力下降，是眼睛的屈光力不正常，视功能发育是正常的，戴眼镜能将视力提高到1.0。眼病（如角膜炎、白内障等）引起的视力下降，是眼组织有病变，戴眼镜不能改善，要做其他治疗。弱视引起的视力下降，是眼功能性疾病，既没有眼组织的病变，也不是屈光不正的问题，所以戴眼镜不能提高视力，属于视功能发育不良。

例如，有3个孩子的眼睛都看不清，经远视力检查，第1个孩子右眼裸眼视力0.5，左眼0.6；验光后，双眼矫正视力都提高到1.0，这个孩子属近视，是屈光不正。第2个孩子右眼裸眼视力0.5，左眼0.6；验光后，矫正视力不提高，裂隙灯检查，发现两眼角膜中心有块状浑浊，这个孩子属角膜斑翳，是眼组织病变。第3个孩子右眼裸眼视力1.0，左眼0.3；验光后，左眼视力得不到提高，进一步检查左眼整个眼球组织，没有发现什么眼病，这个孩子就是弱视了。

孩子弱视眼的表现

（1）视力下降　弱视眼最突出的表现是视力下降，不单是指裸眼视力下降，儿童经散瞳验光后，戴上眼镜的视力也是低于0.9。轻度弱视眼的视力（包括矫正视力）为0.8～0.6；中度弱视眼的视力为0.5～0.2；重度弱视眼的视力等于或低于0.1。

（2）眼睛有“拥挤现象”　看单个字识别能力尚可，看同样大小成行成排比较“拥挤”的字时，比较吃力，也叫“分开困难”。

（3）缺乏立体视觉　对物体的远近、凸凹、深浅、粗细缺乏空间感和立体感觉。阅读易串行，写字常出现重叠、不整齐、不成行等现象，做精细的手工困难。走路表现为深一脚浅一脚，容易摔跤，容易撞碰树木、桌椅。

（4）没有眼组织的其他病变　进行眼睛的全面检查后，排除了由其他眼病所引起的病变。

（5）有斜视倾向　单眼弱视容易引起斜视。

（6）其他　双眼弱视孩子由于视力低下，对物体大小、明暗、形态的辨别迟钝；从看远到看近时，眼睛的扫视运动和跟随运动比较慢；看书的速度比正常孩子要慢很多。

你的孩子是弱视眼吗

0～3岁是儿童视觉发育的关键期，0～12岁是儿童视觉形成的敏感期。弱视是视功能眼病，它形成于3岁前的关键期，它的最佳治疗时间在5岁左右，最迟不超过敏感期的10岁。了解自己的孩子有没有弱视，尽早发现孩子有弱视，可以为孩子争取到最佳治疗时间。有弱视的孩子，如果能够在敏感期内尽早治疗，80%以上的弱视都能治愈，获得良好视力。但延迟到10岁以后才发现，治疗基本没有希望。由此可见，在幼儿期家长关注孩子有无弱视，是何等的重要。这里介绍按弱视发生的原因去观察孩子的眼睛。

（1）注意婴儿期的形觉剥夺性弱视 大自然给了人们一双眼睛，是需要光明的启动。正如相片是光和影结合的产物一样，出世后婴儿的眼睛只有与光线相结合，才能形成有视觉功能的真正意义上的眼睛。但有些婴幼儿，由于先天或后天的因素，外界光影的刺激不够或被阻断，导致了视觉发育异常或低下，这就叫形觉剥夺性弱视。

例如，先天性白内障患儿（尤其是全内障）和先天性角膜浑浊患儿，如果没有尽早手术，瞳孔被遮盖，眼睛没有光影刺激，视细胞就很难发育起来。再如，儿童上睑下垂，上眼皮盖住部分瞳孔，减少了进入眼内光线的刺激，影响了视细胞的发育，缩小了视野。在这些情况下，视网膜的功能和发育就被剥夺了，形成了弱视。

这种弱视，使视功能失去了发育的机会，婴儿的视功能就有可能生生地被剥夺了！如果1岁前不尽快解除剥夺环境，其后果是，孩子眼睛形成的弱视程度深，视力极度低下，视功能伤害也将是不能恢复的。因此，如果发现新生儿有先天性白内障，要尽早在出生1个月内手术，以免单眼形觉剥夺时间超过1个月，导致不可逆的视力下降。

还有一种形觉剥夺性弱视，是由于遮盖不当而产生的。例如，3岁以下儿童在治疗单眼弱视时，要遮盖健眼，如果遮盖时间太长，没有及时检查，会导致健眼产生弱视。这种弱视能及时发现，马上打开遮盖，视力是可以回升的。另外，对幼儿单眼眼疾，如眼外伤、眼手术后，单眼包扎时间过长，这种长期治疗性包扎，也会发生此症。

（2）屈光不正性弱视　这种弱视患儿有高度屈光不正，双眼视力相等或相似，早期没有做过检查，没有戴过眼镜。等较晚才做验光配镜时，高度屈光不正的双眼矫正视力，已难达到1.0，都在0.9以下。

一般来说，当小儿裸眼视力下降，近视度数大于6.00D，远视度数大于3.00D，散光度数大于2.00D时，都应及时配镜。如果家长疏忽了，没有在视觉发育的关键期——5岁前，给孩子配镜，结果使外界物体不能在视网膜上形成清晰的图像，而由视网膜向大脑传入的图像质量下降，就会造成视细胞发育不良，引起屈光不正性弱视。这种弱视是双眼弱视，孩子将生活在一个朦胧的世界里。

（3）屈光参差性弱视　这种弱视患儿，两眼屈光参差太大，即两眼屈光度相差达250度以上，或者是一眼正常，一眼近（远）视度大于300度。

正常情况下，两眼分别看到的两个图像差别不大，传入大脑后，大脑才可能把它们融合成一个图像，即双眼单视，人们才能舒服地看到清楚的图像。但两眼屈光度相差太大，两眼看东西产生的图像就差别太大，一个清晰、另一个模糊，或一个大一些、另一个小一些。大脑则无法将两个差别太大的图像，融合成一个实像。这样看东西肯定就非常不舒服，为了保证看东西清晰，去除视觉干扰，大脑司令部就向眼睛发出指令：只让清晰眼工作，模糊眼不工作。而人体的器官功能都是用则进，不用则废。长期处在大脑选择性压抑状态下的模糊眼，得不到良好的视刺激机会，视细胞功能越来越低下，最后就形成了废用性弱视眼。这种弱视基本是单眼。

（4）斜视性弱视　当存在单眼斜视时，斜眼的视轴偏向一侧，两眼看同一物体产生的两个图像，在传入视网膜后就不在对应点上，也不能融合为一个像，一个东西成了两个物像。为清除复视，此时大脑也会在视觉通路上设卡，选择性地排斥斜视眼工作，从而去除视觉紊乱。斜视眼视功能也会因此而长期被抑制，视觉能力下降引发弱视。

（5）先天性弱视　由于遗传，婴儿的视网膜发育不良的先天性弱视，眼底没有明显异常，但治疗视力提高有限或不提高。如先天性眼球震颤弱视，是因眼球震颤使视中心不能注视，而无法看清东西的视功能障碍；先天性全色盲弱视，是发生在双眼，有畏光、眼球震颤现象。

在分娩过程中，婴儿视网膜和视路发生小出血，损害了视网膜细胞，使中心凹发育不良，也会影响视功能正常发育，如新生儿视网膜出血。这种弱视眼，视神经功能高度低下，基本是无法治疗的。

孩子弱视要做的检查

（1）视力检查　尽早教会孩子认识视力表。裸眼视力和验光矫正视力检查，远视力及近视力均低于0.9，要继续重视其他检查。对不能认视力表的幼儿，用瞳孔眼底照相屈光检查，可粗略检查双眼屈光状况。用单个字和成排字检查孩子眼睛视物有无“拥挤现象”。

（2）眼科检查　要检查光觉、色觉是否正常；还要进行眼底、裂隙灯、验光等检查，看有没有发现其他眼病。

（3）检眼镜检查注视情况　弱视眼视网膜黄斑中心凹注视力下降，可出现旁中心注视现象。

（4）遮盖法检查　对婴幼儿用此法。可遮盖弱眼，孩子表现平静；遮盖好眼，孩子哭闹并用小手抓扯遮盖物时，说明未遮盖眼为弱视眼。

（5）捡豆法检查　对婴幼儿用此法。交替遮盖一只眼，观察用未遮盖眼捡回豆子大小的差别，两眼捡回豆子大小差不多，没有弱视。否则好眼捡回豆子小，弱眼捡回豆子大。

什么是低视力和儿童盲

孩子优势眼最佳矫正视力低于0.3，高于0.05，或视野半径小于10度者，称为低视力。双眼都为低视力者属于视力残疾。儿童盲是终生只有0.05～光感的微弱视力、视野半径也只有5度左右的儿童。

低视力和儿童盲同属于视力异常，共称为视力残疾。低视力患儿大多因先天或后天其他眼病所致，几乎很难通过治疗提高视力。而儿童盲是比低视力的视觉损害更严重、残存视力更低下的眼病。儿童盲的发生，是在儿童视觉发育期间，由于先天或后天的不同原因，造成了视力和眼结构的损害，虽经治疗，仍然无法恢复正常视力。因为这种盲眼是在儿童视觉发育期间形成的，并将伴随其终生，对人一生的危害将大大超过成人后的盲眼的影响。低视力和儿童盲都是防盲工作的重点。

低视力和儿童盲的表现

（1）视力低下 远视力、近视力均低下。

（2）周边视野缩小 走路容易被周围东西碰撞，外出行动困难。

（3）眼睛的对比度、明亮度、敏感度均下降 在夜间和光线暗的室内，看东西不清楚。室外光线明亮，又感觉晃眼，睁不开眼睛。从室外回到室内，暗适应时间延长。

（4）色觉异常 有色盲或色弱，对颜色的分辨力差。

（5）眼球的运动功能下降 看远看近时，眼肌不能灵敏而协调地把眼球转到正确的位置上，容易发生斜视，难以获得双眼单视功能。

（6）没有立体视觉 对物体缺乏远近、前后位置的判断。夹菜、拿东西经常扑空，不能做精细的手工。

（7）儿童盲往往伴有其他生理缺陷 尤其是伴有智力缺陷，儿童盲的生活不能自理，需要别人的帮助，给家庭带来沉重负担。

2

拯救视力的治疗方法

孩子视力不好，尤其是近视眼的高发病率，引起家长们的普遍关注。有什么方法可以拯救孩子的视力呢？目前医学界认为，遗传和环境两大因素是引起近视的主要原因。对遗传性的高度近视、远视，除需在优生优育上把关外，尚无特殊有效的治疗方法。而对后天性近视，如何减少环境因素对产生近视的影响，人们还是可以做出努力的。目前，拯救视力的治疗方法，主要有传统视力疗法、自然视力疗法和综合视力疗法。

传统视力疗法

传统视力疗法，指多年来眼科界应用器材、药物、手术、改善用眼环境等，治疗视力不良的方法。

（1）配镜治疗　包括框架眼镜、接触镜、角膜塑形镜和角膜矫形镜（简称OK眼镜）、助视器等，有提高和改善近视、远视、散光、弱视、斜视、低视力等人群的视力，阻止近视发展的作用。配镜治疗的关键是正确验光，戴合适的眼镜。配镜治疗是传统治疗法中最常用、最主要的方法，能迅速地提高视力，帮助屈光不正的人看清东西。对有真性近视和散光的孩子，如早期配镜矫治，则能有效阻止近视及散光的发展。对有远视和散光的孩子，配镜治疗能减轻视疲劳，提高视力，但对近视、远视、散光等本身没有治疗作用，不能将近视眼、远视眼、散光眼等改变为正视眼。对一些假性近视，如果没有很好地与真性近视相鉴别，轻率戴上眼镜，容易将假性近视“固化”为真性近视。

（2）视觉训练　包括弱视视觉训练、眼位训练治疗、低视力视觉康复训练等，用以治愈弱视，提高弱、斜视的视力，提高低视力的视觉技能。弱视的治疗期是10岁以前，最佳治疗期是5岁左右，如能在10岁前进行正确的治疗，可使80%以上的弱视孩子恢复良好视力。10岁以后的弱视治疗，基本无效。

（3）手术治疗　主要指斜视手术和准分子激光手术。斜视手术，可矫正斜视的眼位，儿童期把握好斜视手术的最佳时间，对提高斜视孩子的视力有重要的意义。准分子激光手术，包括准分子激光角膜表面切削术（PPK术）和准分子激光原位角膜磨镶术（LASIK术），用以治愈轻中度近视，减轻高度近视度数，提高视力。准分子激光手术适合18～45岁的成人近视治疗，不适合儿童青少年近视的治疗。

（4）药物治疗 使用药物放松眼睫状肌痉挛，放松眼调节，使眼睛得到休息，减轻视疲劳，治疗假性近视和轻度近视。常用低浓度的阿托品、托吡卡胺等散瞳类药物，以及衍生出来的各种治疗近视滴眼液。药物治疗对放松眼肌有一定局限性，只在用药后一段时间内有效。在近视高发的11～14岁的孩子里，视疲劳明显者，可短暂使用，帮助他们缓解视疲劳，渡过高发期，但不适合长期用药。

（5）改善视觉环境 重视对用眼习惯、照明、桌椅、印刷品、教室等的要求，可以减少视疲劳，降低近视的发生率。

自然视力疗法

自然视力疗法，又称自然视力改善法，是指不应用任何外来的器材或药物，采用纯自然、纯物理的方式，去放松眼睛的调节，锻炼眼肌，并协调眼睛和大脑的功能，以达到改善孩子视力的目的。在传统疗法里，也包括一部分自然疗法，如新中国成立后一直提倡的中小学眼保健操，学习时的“三要三不要”，学习时对视觉环境（如照明等）的要求，都属于视力保健自然疗法。

20世纪60年代，美国的眼科专家，根据儿童视觉发育的规律，发明完善了各种视力游戏、视力训练，并将各种视力保健方法整合成一套整体的视力保健法，首先起名为自然疗法，其代表人物是贝茨博士和珍妮特•古德里奇博士。自然疗法让父母帮助孩子采用按摩松弛训练、眼睛游戏、心理游戏、视觉训练等方式，通过人体的自我调整，缓解视疲劳，改善孩子视力。自然疗法很快也在英国、瑞士、澳大利亚、德国兴起，现在已经风行于亚洲。

自然疗法包括按摩游戏、大脑游戏、眼球运动游戏、情绪游戏、阳光游戏、色彩游戏、想象游戏、视力游戏、视觉训练、建立良好的用眼习惯、优化视觉环境、有利视力保健的饮食等，适用于视力不良的孩子，帮助他们改善和提高视力。对于视力正常的孩子，如果每天运用自然疗法的不同方法，在课间、课余、车上、家里等零碎时间里，经常坚持把自然疗法当成眼睛游戏去操作，能够缓解眼睛疲劳，减少近视的发生，使视觉发育得更好，眼睛更明亮，达到预防和保健的目的。

综合视力疗法

自然疗法着重于视力保健功能，适用所有的孩子。传统疗法则要根据不同的孩子，不同的视觉状况选择性运用。自然疗法虽然有不戴镜、不吃药、不需器械、不需手术、不伤眼睛的优点，但也不能完全取代传统疗法，有相当一部分屈光不正的患儿，仍然需要通过传统疗法才能提高视力，弥补他们学习生活中视力缺陷的困难。

但在近视的原因还没有真正确定之前，其实很难说清哪一种方法是绝对有效的，事实上采取一种综合的方案，对儿童和青少年预防和治疗近视眼才是真正有效的。因此，应该把两种方法结合起来，形成综合视力疗法。综合视力疗法不仅对近视有效，而且对远视、散光等屈光不正以及斜视、弱视、低视力等眼病，也有很好的效果。可以这样认为，根据孩子眼睛状况的不同，选择不同的综合治疗方案，对保护孩子的视力是最明智的。请参考本书“9选择合适的治疗方法”部分。

3

良好的用眼习惯与视觉环境

良好的用眼习惯与视觉环境受益终身

近视眼的产生，有两个重要的因素，就是遗传因素和环境因素。而环境因素主要分为用眼习惯和视觉环境两大类。不少孩子爱趴在桌子上、床上看书，或在光线不足的地方看书，天长日久，眼睛离书本越来越近，小眼镜慢慢就戴上了。

良好的用眼习惯包括：读写的“三要三不要”，使用电脑时的用眼卫生，看电视时的用眼卫生，用愉快的心情去学习等。

良好的视觉环境包括：学习时的采光照明，学生桌椅的卫生要求，读物的颜色，教室和儿童房的颜色，增加孩子的户外运动等。

幼儿尚处在眼睛的发育期，如果在一个不良的视觉环境里，再加上长时间近距离用眼，必然会逐步产生后天性近视。因此，学校和家庭都应注意，首先要为孩子营造一个良好的视觉环境；同时要关注孩子用眼习惯正确与否，它直接关系到近视眼的发生与发展。从小培养孩子良好的用眼卫生习惯，能对眼睛起到持续的保护作用，是预防孩子视力不良的重要措施。培养良好的用眼习惯和创造良好的视觉环境，可大大降低中小学生近视眼的发病率，让孩子受益终身。

从小要有正确的读写姿势

什么是正确的读写姿势？就是孩子在上课时，坐姿要端正，上身挺直，后背靠在椅子背上；看书写字时要保持“三个一”，即眼与书本保持约1尺（30～35厘米）距离；身体与桌子间保持1拳距离；握笔时手与笔尖保持约1寸（3厘米）距离（图8）。最好桌面有30°～40°的倾斜度，使孩子眼睛看书本上边和下边的距离是相同的，能减轻视疲劳。

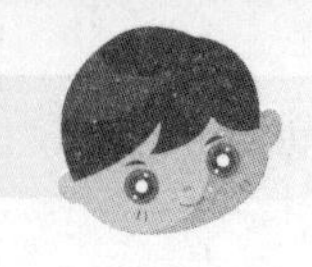

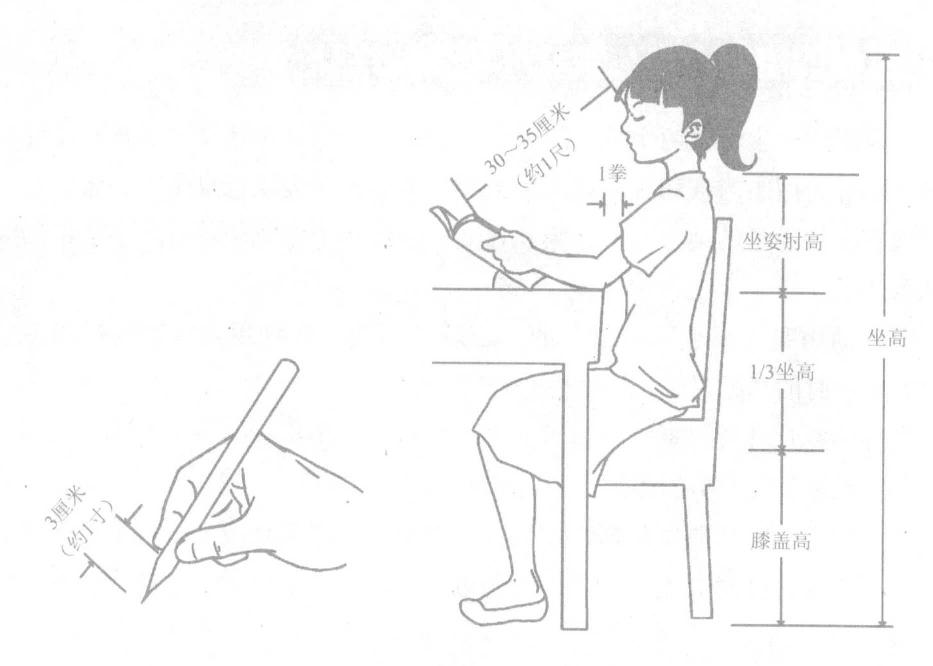

▲图8　读写的正确姿势

错误握笔姿势可诱发近视眼

儿童近视眼的产生，有遗传因素和环境因素两方面。环境因素最多见的是长期近距离用眼，使眼外肌对眼球施加一定的压力，眼内压相应升高，睫状肌和眼外肌经常处于高度紧张状态，造成睫状肌痉挛，从而引起一时性的视力减退。有的孩子握笔时，一直握到笔头上，指尖离笔尖很近。这种错误的握笔姿势，使孩子写字时头部离书本很近，或者偏头去看。长时间的近距离写字，会加快孩子近视眼的产生。

以往孩子上小学才握笔写字，现在有的父母早到2～3岁就教孩子写字画画，太小孩子手骨和肌肉协调性都没有发育成熟，就谈不上有什么正确的握笔姿势了。幼儿何时才适合握笔写字，可以看看有无下面几个表现：

① 已经习惯用手进行各种活动，手指的灵巧度也慢慢增高。

② 眼睛能够追踪线迹。

③ 会使用剪刀，能够抓握小镊子。

④ 可以扭干抹布、走迷宫、玩捏面。

有以上表现，说明孩子手眼协调发展已成熟，就可以教他握笔写字了。一开始学写字，就要教给他正确的姿势，及时纠正幼儿错误的握笔姿势，从而养成好习惯。

正确的握笔方式是：笔杆放在拇指、示指（食指）和中指的三个指梢之间，食指在前，拇指在左后，中指在右下，手指尖应距笔尖约3厘米。笔杆与纸面保持60°的倾斜，掌心虚圆，指关节略弯曲。

走路不要看书

有的孩子喜欢一边走路一边看书，这个习惯很不好。走路时人体前后移动，拿书的手和头也跟着移动，眼睛和书本的距离就在不断地变化。这就像放电影时，需要不断地调焦使图像清晰，眼睛也一样，为了看清，眼睛被迫频繁调节。而这种频繁调节，容易产生眼肌紧张。长期走路看书导致视疲劳，容易发展为近视眼。

躺在床上不要看书

孩子躺在床上看书也不好，因为躺着看书，眼书距离容易偏近，尤其是躺着凑在一侧的灯下看书，两眼离书本的距离是不一样的，容易引起一侧眼睛的近视。坐在床上看书，并保持眼书正常距离是可以的，但千万不要让孩子躺着看书。

坐车不要看书

在开动的车上看书，这个习惯也不好，因为开动的车摇晃很厉害，眼书的距离不断地大幅变化，迫使眼睛频繁调节，因为距离变化太快，焦点很难清晰。而大脑为了要看清书上的字，迫使眼肌过度频繁地收缩与舒张，很容易产生眼肌紧张和疲劳。因此在晃动的车上不要看书。

这就是“三不要”：走路不要看书，躺在床上不要看书，坐车不要看书。这“三不要”，再加上上面看书写字时要保持的“三个一”，合起来就是孩子学习的用眼卫生习惯“三要三不要”，应在少儿中广泛宣传。

孩子学习时间多长合适

我们已经知道，近距离看书时，只使用眼睛本身的屈光力是不够的，既需要眼睫状肌和晶状体同时工作，增加屈光力，又需要眼直肌工作使两眼球内聚，才能看清书本。但如果经常长时间近距离看书，眼睫状肌和晶状体会因长时间工作而疲劳，导致其弹性下降；眼直肌的持续工作对眼球产生持续的压迫，也会使眼球直径被拉长，而产生近视。因此，孩子近距学习40～60分钟，要休息或远眺15分钟，有条件的应尽量去户外活动15分钟，防止视疲劳。

使用电脑时的用眼卫生

电脑的大量普及，使国家的科技水平得到空前的发展。但在使用电脑时，由于不卫生、不科学的方法，使青少年的“电脑性近视”也急剧地上升。既不能禁止孩子使用电脑，也不能因使用电脑而损害了孩子的视力，唯一的办法，就是要让孩子懂得使用电脑时的用眼卫生。

（1）电脑应靠墙放置 如果电脑屏幕后面有光源，不管是窗户还是灯光，都会使孩子眼睛不自主地去看光源，引起视疲劳。

（2）调整好眼睛和坐椅的高低 最好使电脑屏幕中心低于视线下方。具体地说，就是要保持用脑者视线向下20°～30°。这样的好处是既使颈部肌肉处在比较放松的状态，又减少眼裂张开程度，减少角膜暴露的面积，减轻眼干涩。

（3）正确的坐姿 使用电脑正确的坐姿是：双脚着地，脊背竖直靠在椅背上，放在键盘上的双手和前臂，要与上臂及肩膀成90°。不要离屏幕太近，要保持50～70厘米的距离。有的孩子弯腰前倾，趴在键盘上，眼睛离屏幕太近，是错误的坐姿（图9）。

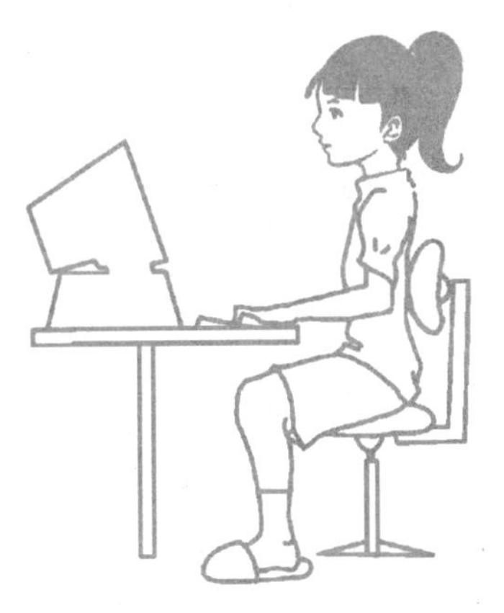

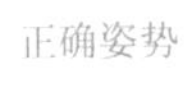

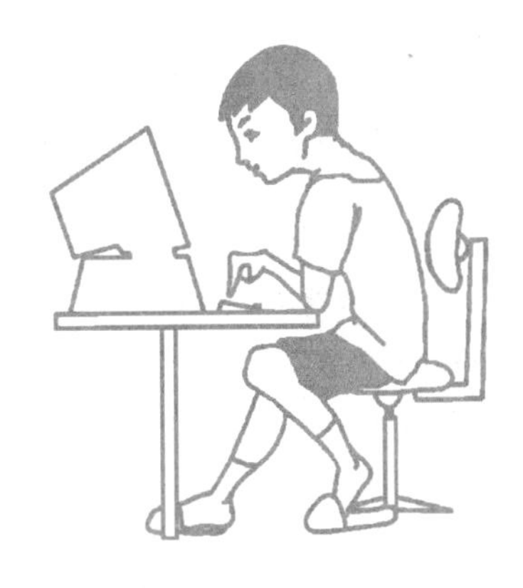

▲图9　看电脑的正确姿势

（4）增加眨眼次数　正常情况下，人每分钟要眨眼12次。眨眼的动作可把泪液涂布在眼球表面，使角膜保持湿润、光滑、透明，看东西很清晰。当使用电脑时，由于眼睛专注于屏幕，眨眼的次数将大大减少，会引起眼球干燥，降低角膜透明度而使视力下降。因此使用电脑时，要增加眨眼次数，减少眼干涩。

（5）注意闭目休息　程序运行期间或视疲劳时，要养成经常用手掌蒙住眼睛，休息十几秒钟的习惯。蒙住眼睛时，让孩子想象大海、蓝天、长路、草地等图像，把注意力移向远方的目标，可使眼肌进行远近调节运动。想象还可以使视觉神经中枢的血液循环加快，眼肌放松，重建清晰的视力。使用电脑40分钟后，要闭目休息5分钟，再远望2分钟，反复2次。小学生使用电脑20分钟，眼睛就应该休息1次。

（6）其他　尽量少在电脑上玩刺激性强的频繁闪动的游戏，也不要刚做完作业就使用电脑，在眼睛已经很疲劳的情况下，再进行这种需要眼睛紧张调节的活动，容易使近视加重。

孩子看电视时要注意什么

（1）控制看电视的时间　幼儿不要长时间盯着电视看，最好不要超过30分钟，少儿不要超过1小时。看半小时后，要闭眼休息或往远看几分钟，使眼睛得到一些休息后，再接着看。节假日也不宜超过2小时，有近视的青少年看电视时间还要相应减少。

（2）电视与沙发的距离　应该是电视机对角线的4～5倍，看20寸（1寸=3.3厘米）电视时距离应大于2.5米，高度应与眼睛平高。看电视时应端坐在荧光屏的正前方，如坐在侧方看电视，偏斜角不应超过45°。尤其不能躺在床上或沙发上看电视。介绍一种测量电视与人眼距离的简便方法：将一只手前伸，手掌横放，闭上对侧眼睛，如果手掌能把电视屏幕全部遮挡，这个距离就是合适的位置。

（3）看电视时不应该关闭所有的灯　应在座位的后方或侧方开一柔和的小灯，或者是开顶灯，亮度应以能看清报纸为宜。减少室内环境的明暗对比度，可以减轻视疲劳。

（4）保持空气流通　电视屏幕既会产生光污染，也会产生电子灰尘。不要在封闭的房间里看电视，要保持房间空气流通，减少电子灰尘污染空气，看完电视、用完电脑，最好洗洗手和脸，避免电子灰尘对皮肤的伤害。

电子游戏机对眼睛的危害

电子游戏机的显示屏和电脑、电视机的显示屏一样，都是一种闪光性、辐射性很强的屏幕，多看都会引起视力疲劳。而电子游戏机，屏幕更小、距离更近，游戏屏幕上五颜六色的闪光、频繁的旋转打斗、新奇的内容都使幼小的孩子着迷上瘾。尤其是用掌上游戏机和手机来玩游戏，孩子一玩起来就聚精会神，眼睛几乎定点不动，玩的时间也很长，极易引起视疲劳、眼睛干涩、睫状肌痉挛，进而视力下降。经常长时间玩电子游戏机的孩子，离戴小眼镜也就不远了。保护视力，预防在先。少玩或不玩电子游戏，不给孩子买掌上游戏机，不让孩子用手机玩游戏，都是预防孩子眼睛近视的有效措施。

让明亮的光线照亮眼睛

（1）眼睛喜欢阳光　眼睛是视觉器官，它是追随光明、喜欢阳光的。因为视细胞只对光有反应，光能促进视细胞发育更新。深海的动物大多是“瞎子”，因为它们缺乏阳光的照射。孩子生活学习的房间应该向阳明亮，窗户要大。温暖的阳光充溢房间，可以让孩子放松紧张的眼部肌肉，激活视细胞，孩子的心情也变得开朗快乐起来。

（2）在自然光下读写　白天最好在自然光线下读写，光线应来自左上方，以避免右手写字时挡住光。不能在强烈的阳光下看书，强阳光加上书本的反射光会使瞳孔持续缩小，甚至痉挛；而且长期大量的阳光紫外线照射，也可损伤晶状体和视网膜。

（3）学校的采光照明　学习时不良的采光照明，会迫使孩子眼睛靠近读物，这也是产生近视的因素。因此，教室要开大窗户，尽量使用自然光。当夏季有强烈光照时，要加窗帘，避免强光照在书本上，引起产生眩目。教室灯具光源要稳定，不要有闪光，有些日光灯有频闪现象，不要用。尽量用白光灯而不用彩灯，因为白光的明亮度比彩灯高，色差比彩灯低。教室灯具离学生桌面应不低于1.7米。

（4）家庭学习的照明　人工照明不要太强或太弱，太强会刺激眼睛，太弱会增加阅读困难。家庭12平方米的房间有60瓦的灯泡、距离桌面1米左右就够了。最好用台灯作局部照明，用40瓦灯泡比较合适。尽量用白光灯而不要用彩灯。不管是台灯还是顶灯，光源不要直射眼睛，以免眩光。晚上孩子学习室内应有“平衡照明”，就是说除了台灯，还应该有顶灯的弥散光配合。如果在周围黑暗而仅桌面明亮、对比度高的环境里学习，有损视力，眼睛也很不舒服，容易疲劳。

孩子学习用的桌椅合适吗

（1）桌椅的高低要适合孩子的身材　孩子学习用的桌椅过高或过低，都会迫使孩子的眼睛靠近书本，增加眼睛的调节频率，使眼睛疲劳。现在的中小学生，每天7～8个小时仍伏案学习现象很普遍。桌椅高低不合适，又这样长时间、近距离用眼，是促使学生近视率上升的一个原因。如果能生产随孩子身高而调高度的桌椅，我国的近视孩子将减少很多。

（2）孩子学习的坐姿要求　孩子坐姿时，前臂水平，肘部刚好落在桌面上的高度，叫肘高。桌面高与肘高相等，或低1～4厘米，桌高就合适。椅面高应与孩子的膝盖高相等，即孩子坐在椅子上，足能放在地上（图10）。椅高了，足悬空；椅低了，腘窝下会有明显的挤压。

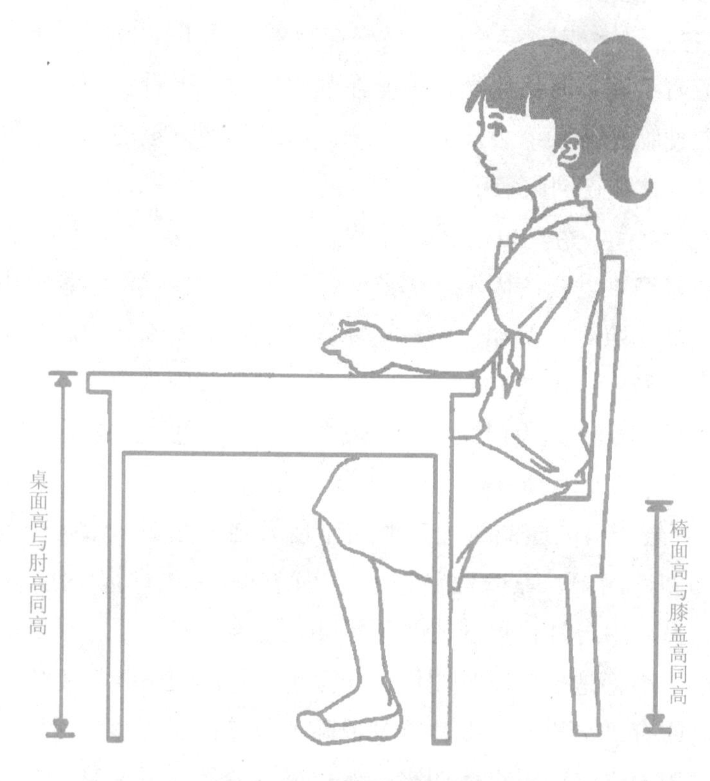

▲图10　孩子学习的桌椅高度图

（3）合适的桌椅高度卫生标准　按照孩子个人的身高计算出的合适桌椅高度，可以用作学校和家庭为孩子布置桌椅时的参考。

① 身高120厘米以下：桌高60厘米以下，椅高32厘米以下。

② 身高120～129厘米：桌高60厘米，椅高32厘米。

③ 身高130～139厘米：桌高64厘米，椅高34.5厘米。

④ 身高140～149厘米：桌高68.5厘米，椅高37厘米。

⑤ 身高150～159厘米：桌高73厘米，椅高40厘米。

⑥ 身高160～169厘米：桌高77厘米，椅高43厘米。

⑦ 身高170～179厘米：桌高80～83厘米，椅高44～46厘米。

什么色调的读物比较好

全世界印刷品采用的主要模式是白纸黑字，因为白纸黑字印刷品的亮度对比率为96%，是最高的、最好辨认的，使眼睛可以离读物远些。但过白的纸也会增加反光而引起眩目。孩子的印刷品纸张不宜太白或太暗，应以柔和色调为主。有报道称，儿童读物用淡黄、淡绿色纸，黑字印刷，亮度对比率可达95%，既保证了高亮度对比率，也避免了强光下白纸反光引起的眩目，有利于孩子的视力保健。因此，给幼儿买白纸黑字的书时，纸张的色调应较柔和，不宜太白，以免反光太强，刺激眼睛。

有的盗版或小作坊生产的书，纸张晦暗，亮度对比率低，印刷粗制滥造。孩子使用这种读物，要看清楚字就得把书本拿得离眼睛很近，这很容易导致近视。尽量不要给孩子买字体太小、印刷模糊、行距太密的书。因此，为孩子挑选书籍，印刷品要符合视力保健的要求。

用五彩的颜色装扮孩子的房间

幼儿是喜欢色彩的，幼儿需要五彩缤纷的环境来促进视细胞色觉的发育。儿童的房间除天花板是白色的外，墙壁应该刷成淡黄色、淡蓝色、淡绿色、淡粉色。淡黄色的房间可使人心情振奋，淡蓝色和淡绿色的房间可使人心情平静，淡粉色的房间可使人心情温馨。儿童房间内摆放的物体，要有鲜明而不刺眼的色彩。室内可布置一些蓝天、大海等图画，蓝色是公认的有益眼睛和视力的颜色。墙上可以挂一些远景的图画，如远山、森林、湖泊、河流、草地、花园等自然风光图，远景的图画有利于孩子眼睛模拟远眺，使眼肌和心情都自然得到放松。

减轻孩子眼睛的负担

现在的孩子真是太辛苦了，周一到周五要上学，周末要参加各种学习班，很多孩子7天里仅有半天休息。长此以往，孩子过度近距离用眼，会造成高度视疲劳，眼肌被过度收缩，以致痉挛而失去弹性，随之而来的是近视的发生，近视度数快速地增加。经常看见有些家长，一方面在奇怪“孩子视力为什么下降得这么快”；另一方面仍然给孩子安排大量的“学习班”。他们不愿意让孩子少学点，多一些户外活动，只一味地寄希望于哪里有什么“好药”或“好办法”，能“治好”近视或不让近视发展。其实，孩子的眼睛负担过重，长期的视疲劳必定演化成近视。让孩子眼睛“减负”是预防近视最重要的措施。

用愉快的心情去学习

生活里经常可以看见这样的现象：有的孩子喜欢数理化，有的孩子喜欢文学，还有的孩子喜欢体育。在一个领域里学习不好的孩子，在另一个领域可以成绩拔尖，这就是俗话说的“热爱是最大的动力”。当他热爱一种学习时，会产生浓厚的兴趣与好奇心，就会渴望学会或掌握这方面的知识。在这种强烈的学习愿望下，大脑的记忆细胞和探索因子都非常活跃，学习也就会取得空前的成功。而成功又会带给孩子精神的愉悦和更大的好奇，从而激发起他更高的学习欲望。由此可知，人的心情可以激发精神，精神又可以推动学习，从而形成良性循环。

如果因学习负担过重，学习方法不对，或孩子身体欠佳等原因，使孩子学习兴趣索然，甚至对学习产生厌烦抵触的情绪，这时大脑的各种学习细胞都处在消极的状态下，孩子对知识的消化、吸收和记忆功能就将大打折扣，也就难有好的学习成绩了。再加上父母看孩子学习不好，难免会训斥批评，使孩子心情恶劣，学习主动性减退，学习成绩就更下降了，甚至进入恶性循环。

请爱护孩子的学习情绪，让他们用愉快的心情去学习，可取得预防近视的效果。

喜欢户外活动是孩子的天性

孩子是自然界的小天使，喜欢户外活动是孩子的天性。既然长时间近距离用眼，是产生后天性近视眼最重要的原因，那么室外的课间休息和体育锻炼，就是预防近视眼的最好措施之一。学习时的近距离阅读，使眼睛睫状肌处于痉挛状态，所以课间休息时学生不要留在教室里，要到室外空旷的环境里远眺，用远眺的方法开阔视野，对眼睛进行放松调节。睫状肌痉挛得以缓解，将有助于消除视疲劳。学校要减少学习课时，多增加体育锻炼时间，对处于眼睛发育期的孩子，可减轻眼轴被迫拉长的状况，维持正常视觉功能，直接降低近视发生率。

孩子多增加户外活动，是多看远、少看近的好办法。户外活动可以接受阳光照射，满足眼睛对阳光的需要。在空旷的环境中，眼睛也会自然地远望，会大大放松眼睛调节。远望5米以外，是不需要动用眼睛调节功能的，眼睛就自然地处在休息状态。

户外活动还可减轻学习的心理压力、减轻对眼睛的压迫，是预防近视最好的方法。春光明媚，秋高气爽，都是放风筝的大好时节，放风筝不仅能让眼睛极目远眺、得以休息，而且能让心随风筝遨游于蓝天，学习的重压也就随风而去了。让孩子在蓝天白云下，尽情地欢乐，还给他们快乐的童年吧，使小天使拥有一双明亮而清晰的眼睛！

4

有助于眼睛保健的饮食

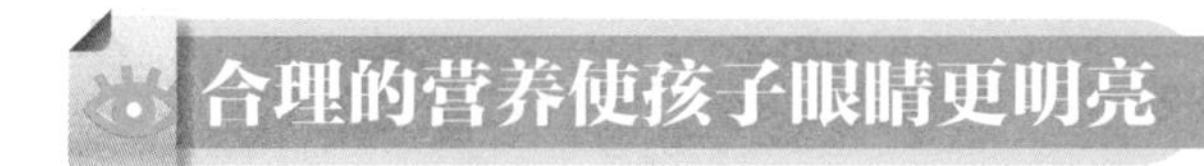

合理的营养使孩子眼睛更明亮

眼睛是人类认识世界的窗户，90%外界信息的感知都来自于视觉感官，儿童的探索力、语言发育、认知能力与视力有很大关联。在儿童期保证合理的营养，可以加快视觉感官的发育。营养与儿童眼睛发育有很大关系。在眼球发育期，如果缺乏某些营养物质，会使眼球组织变得脆弱，加上长期近距离用眼，眼肌持续对眼球产生压迫，脆弱的眼球壁巩膜容易扩张，使眼轴伸长成为近视眼。近视眼的眼球壁因被扩张，像吹胀的气球一样薄弱，在学习负担过重的压力下，更容易继续被扩张，使眼睛的近视加剧。孩子的眼球发育成熟需要16年的时间，也就是从出生到中学这段时间，要注意培养孩子合理饮食习惯，使营养均衡，让眼球壁长得更坚韧些，更能抵抗眼肌的压力，减少近视眼的发生。

均衡的食物有利于孩子眼睛发育

现在的父母爱子心切，总希望孩子长得更壮，给孩子吃过多的高热量营养品。其实好营养不一定就是高热量食物，幼年过多摄入高热量食物，还会给孩子一生的健康埋下隐患。小胖墩的孩子，成年后易发展成高脂血症患者；爱吃甜食的孩子，也易产生近视眼；孩子过多摄入味精，也可能会影响视网膜发育；孩子体内缺乏某些微量元素，也是造成视力障碍和近视眼的原因之一。爱吃快餐和零食的孩子，他们的膳食中，缺乏乳、蛋、鱼、肉等优质蛋白食物和粗粮食物。缺乏的食物种类越多、总量越大，近视的发生率越高，近视的程度也越深。

人体需要很多方面的营养，不能够光突出某种营养而忽略其他的营养，各种营养素要搭配合理与均衡。只有营养全面、搭配合理，才能满足孩子生长发育中对各种营养素的需求。因此，从小要培养孩子不偏食、不挑食的习惯，孩子的食谱要主副搭配、粗细结合，不要过多地依赖一些膳食添加剂为孩子补充营养，要尽量让孩子多吃蔬菜水果，通过平常饮食来保证维生素和微量元素的摄入平衡。如果能在日常膳食的基础上，给孩子多吃一些有助于改善视力的食物，则更能起到促进孩子眼睛正常发育的作用。有利于和不利于孩子眼睛的食品见图11。

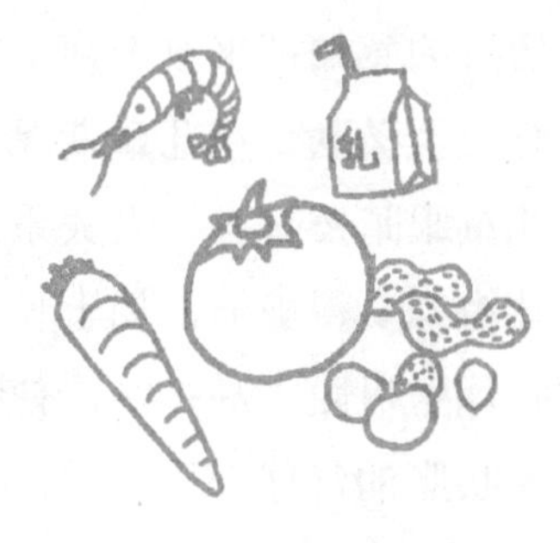

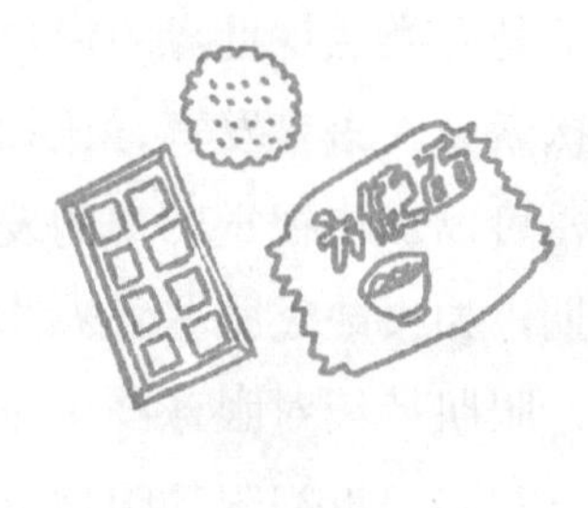

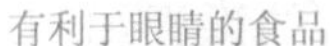
有利于眼睛的食品

不利于眼睛的食品

▲图11 有利于眼睛和不利于眼睛的食品

多吃富含钙的食物可防止眼轴拉长

钙与眼球构成有关，是眼球壁巩膜的主要组成成分。处在生长高峰期的孩子，身体对钙的需要量相对成年人要多，如果儿童期缺钙，除影响骨骼发育外，还会导致眼球壁巩膜坚韧性降低。而眼球壁巩膜坚韧性低，使眼球壁巩膜对眼肌所施加压力的抵抗就弱，从而使眼球直径容易被拉长而产生近视眼。

因此，要多吃富含钙的食物，如牛骨汤、羊骨汤、猪骨汤、乳类、豆类、虾皮、贝壳类(虾)、鸡蛋、油菜、小白菜、花生、大枣等，既可增强眼球壁巩膜的坚韧性，还有消除眼肌紧张的作用。

多吃富含维生素A的食物可防止夜盲症

维生素A与正常视觉有密切关系。如果饮食中维生素A不足，或使用电脑时间过长，引起维生素A缺乏，则阴天或晚上光线暗时看东西困难、眼睛发干，严重时会形成夜盲症、眼干燥症、角膜软化及角膜溃疡等。多吃富含维生素A的食物，会使角膜更健康、眼睛更明亮。

维生素A最好的食物来源是各种动物肝脏、鱼肝油、鱼卵、禽蛋等，其中鸡肝维生素A含量最高，是胡萝卜和猪肝中维生素A含量的数倍，每周可吃一次；蔬菜类（如胡萝卜、番茄、菠菜、苋菜、韭菜、苜蓿、红薯、南瓜、青辣椒等），水果类（如大枣、橘子、杏子、柿子等），中药（如枸杞子等），都含有丰富的维生素A。

多吃富含B族维生素的食物可使视神经更健康

眼球的视觉神经细胞与视力息息相关，B族维生素就是维持神经系统健康的“大功臣”，它是参与人体神经传导的重要因子，是保证良好视力的必备物质。

B族维生素包括维生素B_1、维生素B_2、维生素B_6、烟酸、维生素B_{12}等，富含B族维生素的食物有动物肝脏、乳类、猪瘦肉、绿叶蔬菜、豆类、小麦胚芽、糙米、啤酒酵母等。应该注意，不合适的烹饪方法容易破坏B族维生素，例如传统的煎、炸等方式，很容易将B族维生素破坏；喜欢吃精米，则会导致维生素B_1的摄取大幅度减少。

多吃富含维生素C和维生素E的食物可使晶状体更清亮

维生素C是组成眼球晶状体的成分之一，维生素C和维生素E还具有抗氧化的功能，可清除人体内堆积的氧化物，避免组织破坏。维生素C可减弱光线与氧气对晶状体的损害，使晶状体更清亮，从而预防晶状体浑浊或早发性白内障。

富含维生素C的食物有深绿色及黄红色蔬果，如柿子椒、黄瓜、菜花、小白菜、番茄、鲜枣、柠檬、猕猴桃、山楂、草莓、奇异果等。富含维生素E的食物有植物种子，如花生、核桃仁、松子等。

多吃富含蛋白质的食物

蛋白质是组成细胞的主要成分，组织的修补更新，需要不断地补充蛋白质。孩子在生长期，各器官的发育需要补充比成人更多的蛋白质，孩子需要更多富含蛋白质的食物。

富含蛋白质的食物有猪瘦肉、禽肉、动物的内脏、鱼、虾、乳类、蛋类、豆类等。

多吃含铬的食物

铬是人体必需的微量元素之一，如果人体铬含量不足，会导致眼球晶状体、房水渗透压增高和屈光度增大，从而诱发近视。

铬多存在于糙米、麦麸之中，动物肝脏、葡萄汁、果仁中含量也较丰富。

多吃含锌的食物

锌在眼内参与维生素A代谢与运输，维持视网膜正常组织状态，保护正常视功能。锌缺乏可导致视力障碍，儿童要多吃含锌的食物。锌与蛋白质对于视网膜的保健不可或缺。可通过食用各种含锌较多的食物补充锌，一般含锌较多的食物也含有丰富的蛋白质。

含锌较多的食物有猪瘦肉、牛肉、羊肉、禽肉、动物肝脏、蛋类、牛奶、海产品（如紫菜、海带、牡蛎、黄鱼）等，茶叶、杏仁、花生、小麦、豆类、杂粮等中也含锌较多。

让孩子养成喜欢吃绿色蔬菜的习惯

叶黄素属于“类胡萝卜素”，它在新鲜绿色蔬菜和柑橘类水果中含量较高。据科学家研究，叶黄素对视网膜中的黄斑有重要保护作用，能过滤对眼睛有害的蓝光。如果缺乏叶黄素，有害蓝光不能被眼睛过滤，会损伤视细胞，容易引起黄斑退化与视力下降。成人的晶状体积累了一定量的叶黄素，可以过滤一部分蓝光，但儿童的眼睛叶黄素的量不足，必须通过膳食补充。

叶黄素主要存在于芥蓝、菠菜等深绿色或黄色蔬菜里。因为人体自身无法合成叶黄素，所以人每天需要摄入400克深绿色蔬菜，很多孩子不喜欢吃蔬菜，就很难达到这个量。农村孩子由于每天吃从地里直接采来的绿色蔬菜，叶黄素摄入量十分充分。而城市孩子通常吃高蛋白、高营养食物，很少吃新鲜绿色蔬菜，故叶黄素摄入量相应要比农村孩子少得多。这也是造成城乡孩子视力巨大差异的原因之一。因此，要从小培养孩子喜欢吃绿色蔬菜的习惯。

鼓励孩子多吃水果

眼睛视网膜里，有一种感光物质叫视紫红素，是由维生素A与视蛋白结合而成的，眼睛在弱光和暗处看东西时，将消耗大量的视紫红素。如果身体缺乏维生素A，不能合成适量的视紫红素，眼睛就会在暗处看不清楚，还会有眼疲劳、干涩发痒等表现。所以要让眼睛的视紫红素充足，就要补充促其生成的维生素。富含维生素群的水果应该是孩子的首选，不仅对眼睛有益，而且对孩子身体发育也有帮助。下面介绍几种对眼睛有益的水果：

（1）蓝莓　蓝莓中含有一种特殊色素，是天然的抗氧化剂。对于经常感觉眼睛疲劳、夜间视力不良的人，有着不错的保养功效。野生蓝莓萃取的花青素，是很好的视力保护品。另外，蓝莓也有良好的抗自由基功效，可以抗机体老化。

（2）圣女果　圣女果是维生素“仓库”。其维生素A的含量在果蔬中较高，还含有丰富的维生素C和维生素P，可以清除自由基，具有很强的抗氧化能力，能保护眼睛。

（3）香蕉　香蕉富含钾，还含有大量的β-胡萝卜素。当人体摄入过多的盐分时，会导致细胞中存留大量的水分，这样可引起眼睛红肿。香蕉中的钾，可排出体内多余的盐分，达到钾、钠平衡，改善视力，缓解眼睛的不适症状。

（4）火龙果　火龙果的果皮有维生素E和一种更为特殊的成分——花青素，它们都具有抗氧化、抗自由基、抗衰老的作用。花青素在葡萄皮、红甜菜等减肥果蔬中都含有，但以火龙果果实中的花青素含量最高。

（5）金橘　金橘的营养价值排在柑橘果类中前列。其80%的维生素C都储存在果皮中，不仅对肝脏有解毒功能，还能养护眼睛、保护免疫系统等。金橘果皮肉质厚，按压会产生芳香性的气体。适宜整个带皮鲜吃。

（6）甘蔗　甘蔗含有许多人体所需的营养物质，特别是其铁含量高达1.3毫克/100克，在各种水果中雄踞冠军，具有“补血果”的美称。甘蔗有护眼的功能。生饮甘蔗汁还能清热、助消化，口干舌燥、消化不良和发热者皆可饮用。

高糖食品是引起近视的“甜蜜杀手”

巧克力等高糖食品因有甜蜜的口感，颇受孩子们的欢迎，但高糖食品除易引起孩子龋齿外，也是引起孩子近视的杀手。因为高糖食品里含有大量的白糖和草酸，食用过多的白糖会使体内微量元素铬缺乏，铬缺乏是导致近视的原因之一。同时吃糖过多会引起体内钙代谢失衡，使血钙降低。草酸也能降低身体对钙的吸收，会影响眼球壁巩膜的坚韧度，导致眼球弹性减弱，使眼轴容易变长，近视加重。草酸还会影响房水和晶状体的渗透压，使晶状体变凸，也容易发生近视。因此，爱吃糖易引起近视，孩子要少吃糖果和高糖食品。已患了近视的孩子，更应该尽量少吃甜食。

让孩子少吃深加工的食品

深加工的食品有饼干、冰激凌、糖果、方便面、油炸食品、熏腌食品等。这些食品在高温、高油脂的条件下，经过复杂的工序加工而成。在加工过程中，破坏了食物里的维生素，使食品缺乏一些人体必需的营养物质，或营养物质被破坏较多。很多孩子喜欢吃这类食品甚至把它们当成正餐，就容易造成孩子营养缺乏。平常爱吃快餐和淀粉类食物的孩子，比较容易变成近视眼，因为淀粉让身体胰岛素上升，导致眼轴生长失控，从而加速近视眼发展。从小要让孩子养成喜欢吃胡萝卜、芹菜等蔬菜，苹果、橘子等水果，核桃、花生、杏仁等坚果，玉米、小米、全麦等粗粮这些健康食物的习惯，这将有利于孩子的视力保健。

让孩子少喝饮料

不论饮用什么饮料，都不如喝白开水对身体健康有益。白开水宜于解渴、进入体内，可立即参与新陈代谢，调节体温，输送养分，清理身体内部的“垃圾”。饮料含糖量高，多喝饮料就是多吃糖，多吃糖容易患近视。因此要让孩子养成少喝饮料、多喝白开水的习惯。

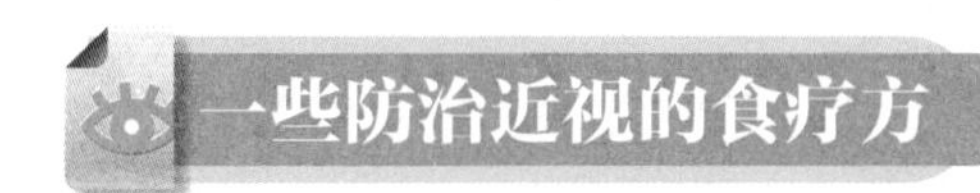

一些防治近视的食疗方

中国的医学非常讲究食疗，医食同源，在饮食中使用对身体保健有益的烹饪方法，是有一定科学道理的。下面介绍一些预防近视的食疗方，可根据孩子的身体情况，选择合适的方法，有助于视力保健。

1. 蛋奶早餐

鸡蛋1个，牛奶1杯，蜂蜜1匙。将鸡蛋打散，搅匀，待牛奶（奶粉冲拌也可）煮沸后，倒入鸡蛋，滚起即收火，用蜂蜜调味后即可。或者煮白鸡蛋吃。注意不能吃生鸡蛋，生鸡蛋不易被人体消化和吸收；也别将鸡蛋煮老，烧煮太过的蛋白质类食物，能使身体里的钙代谢发生异常，也会造成缺钙。鸡蛋和牛奶皆是营养佳品，含有丰富的蛋白质、脂肪、无机盐和维生素。无机盐中钙和磷含量丰富，维生素中维生素A、维生素B_1、维生素B_2等含量较多，所含蛋白质具有全部必需氨基酸。这些物质对眼肌、巩膜、视网膜、视神经等组织的营养起一定作用。通过营养，可增强睫状肌的力量和巩膜的坚韧度。

2. 枸杞肉丝

枸杞子100克，猪瘦肉300克，青笋（或玉兰片）100克，猪油100克，料酒、酱油、精盐、味精、麻油各适量。将猪瘦肉洗净，切成细丝，青笋同样制作，枸杞子洗净。待猪油七成热时，下肉丝、笋丝煸炒，加入料酒、酱油、精盐、味精，放入枸杞子，翻炒几下，淋入麻油即可。枸杞子可滋补肝肾，润肺明目。猪瘦肉富含蛋白质，通过补益身体，使气血旺盛，以营养眼内各组织。

3. 枸杞肉末粥

大米250克，鸡肉末50克，枸杞子50克，姜末、精盐各适量。大米煮至七成熟，加入枸杞子和鸡肉末，并加少量姜末和精盐，小火炖熟。枸杞子可滋补肝肾，润肺明目。

4. 猪肝羹

猪肝100克，鸡蛋2个，豆豉、葱白、精盐、味精各适量。将猪肝洗净，切成片，置锅中加水适量，小火煮熟，加入豆豉、葱白，再打入鸡蛋，加入精盐、味精调味。鸡蛋和猪肝都是富含蛋白质的食物。猪肝含维生素A较多，可以营养眼球，收到养肝明目的效果，适用于儿童青少年假性近视、远视的食疗。猪肝也可用羊肝、牛肝、鸡肝代替。

5. 鸡肝羹

鸡肝50克，精盐、味精、生姜末各适量。将鸡肝洗净切碎，入沸水中氽一下，待鸡肝变色无血时，趁势加入生姜末、精盐、味精，调匀即可。鸡肝中维生素A含量最高，本食疗方可养肝明目，适用于各种近视。

6. 枸杞子汤

枸杞子10克，陈皮3克，龙眼肉10个，蜂蜜1匙。将枸杞子与陈皮放在用两层纱布做的袋内，然后与龙眼肉一起放在锅中，加水适量，用火煮沸半小时后，取龙眼肉及汤，并加蜂蜜，或加大枣8个、桑椹10克、山药10克等（任选一两种即可）。枸杞子、桑椹能补肝肾，山药、大枣健脾胃。视疲劳者如能较长时间服用，既能消除视疲劳症状，又能增强体质，可治疗假性近视，防止高度近视。

7. 软炸枸杞猪肝

猪肝200克，枸杞子20克，鸡蛋2个，面粉200克，料酒10克，酱油10克，胡椒粉2克，精盐5克，菜油、花椒各适量。将猪肝洗净，切片，放入精盐、料酒、酱油、胡椒粉，腌渍片刻。枸杞子洗净，剁碎，放入猪肝中搅匀。鸡蛋打入碗中，倒入面粉调成糊，拌入少许菜油。锅烧热，放入菜油，将猪肝片蘸满面糊，一片一片放入油锅中炸熟。第一遍全部炸完后，将油锅再烧热，将全部猪肝下锅炸第二遍，稍炸后捞出。将花椒炒熟擀碎，加入少许精盐，成花椒盐，撒在猪肝上，即可食用。猪肝有养肝、明目、补血之功效；

枸杞子味甘、性平，有滋肾补髓、养肝明目的功效；鸡蛋性平、味甘，营养丰富。此食疗方养血、补肝、明目，适用于治疗眼花、夜盲症等。

8. 菊花鱼丸汤

白菊花瓣100克，鲜鱼肉250克，火腿50克，鲜蘑50克，豌豆苗50克，鸡蛋2个，鸡汤1000克，精盐2克，味精2克，姜末15克，料酒10克，酱油10克，白胡椒粉1克，鸡油5克，湿淀粉10克，植物油10克。将鲜蘑、白菊花瓣、豌豆苗分别洗净，沥水。火腿切成小片。鱼肉切片，剔出刺，洗净，放在案板上用刀背锤成鱼蓉，再去除小刺，放入盆内，加水少量，搅成糊状，加精盐、味精、姜末、白胡椒粉、蛋清及少量植物油，搅成鱼蓉泥，做成鱼丸。锅内加水，置火上烧热，下入鱼丸，烧沸，至鱼丸八成熟时捞出。另取一锅，注入鸡汤、白胡椒粉、味精、料酒、湿淀粉勾芡，放入鱼丸、火腿、鲜蘑、菊花、豌豆苗、酱油，烧沸，淋入鸡油，即成菊花鱼丸汤。此汤可养肝明目，适用头晕眼花者食疗用。

9. 黑豆核桃羹

黑豆500克，核桃仁500克，牛奶1杯，蜂蜜1匙。用黑豆500克炒熟后待冷，磨成粉。核桃仁500克，炒微焦去衣，待冷后捣成泥。取以上两种食物各1匙，冲入煮沸过的牛奶后加入蜂蜜1匙。早餐时段食用。黑豆含有丰富的蛋白质与维生素B_1等，营养价值高，配合核桃仁，可增加补肾功效，再加上牛奶和蜂蜜，这些食物含有较多的维生素B_1、钙、磷等，能增强眼内肌力，加强调节功能，改善视疲劳。

10. 核桃芝麻羹

核桃仁500克，黑芝麻500克，牛奶或豆浆1杯，蜂蜜1匙。核桃仁500克去壳及衣，放在铁锅内，用文火炒，待炒成微黄色后取出，待冷，用捣臼捣烂成泥。黑芝麻500克，去除泥沙，放在淘米箩内，用水漂洗后取出，放在铁锅内，用文火炒，炒干后取出并研细。取核桃仁泥与黑芝麻粉各1匙，冲入煮沸过的牛奶或豆浆后加入蜂蜜1匙，调匀后服，每日1次，可当早点。

5

眼睛游戏改善视觉

我们把眼睛比喻成“照相机”，但眼睛并不能等同于照相机。照相机只有机械的功能，而视觉却不是一个单独、孤立的机械，它是和整体的儿童活动系统紧紧地连在一起的，和他们的动手能力、配合能力、智力和性格都相关，是人的精神和活力的展现。孩子本有一个很好的视力，上学后却逐渐变得模糊起来，原因在于繁重的学业和不卫生的用眼习惯，引起了心理、情绪和眼肌的紧张，引起了视力的下降。因此，视觉上的不清楚，就不单单是眼睛的问题了，而是与人体的整体活动密切相关。既然视觉不是孤立的功能，当孩子发生视力下降的时候，我们只考虑配眼镜就太片面、太机械了。

人的器官都有自我修复的功能，视力也是可以通过自身的锻炼来修复和改善的，这就是自然疗法的核心，而眼睛游戏是自然疗法为儿童设计的重要方法之一。儿童的视觉是身体与大自然联系的纽带，视觉清晰表示联系畅通，视觉模糊表示联系脱节。通过孩子喜欢的游戏，调动起身体各系统的活力，放松眼肌，改善情绪，消除心理上的紧张，使孩子在不知不觉中提高视力。把游戏和日常生活结合起来，持之以恒，让家人和孩子一起参与游戏，在轻松愉快的气氛里，自然地恢复视力，自然地恢复与大自然的联系，孩子将重返清晰的世界。

按摩游戏

什么是按摩游戏

祖国医学提出，人的全身分布着很多经络，外通四肢五官，内连五脏六腑，构成一个完整的循环反应系统。这些经络是人体功能和信息的联络，经络上的穴位，是刺激点。通过按摩穴位，可对相应的器官产生刺激，从而达到调节该器官功能的作用。眼球中也有很多经脉，通过按摩眼周穴位和远端的一些穴位，可产生刺激反应，这也能对眼睛功能进行调节。

家长在日常生活中可选择一些与视觉有关的、简单易行的穴位，与孩子做按摩游戏。通过对这些特殊穴位的按摩，可达到疏通经络、激活视神经、扩张血管、增强眼部血液循环、改善眼睛营养代谢功能、缓解睫状肌痉挛、消除视疲劳、恢复眼球正常生理功能、提高视力的效果。国内有些医院发明了药液穴位按摩，是为了增加眼部营养、改善缓解视疲劳的效果。

既然称为按摩游戏，就有别于医院的按摩治疗。它是由家庭成员操作的，方法简便，容易掌握，时间可长可短。如果找准穴位，持之以恒，的确有利于眼睛的保健。视觉按摩游戏包括穴位按摩、肌肉按摩、眼保健操等，眼保健操其实就是穴位按摩的应用。

按摩手法

（1）抹法　用拇指或其他指的指腹，贴近皮肤，做上下左右或弧形曲线往返移动，称为抹法。

（2）推法　用拇指指腹着力于经络穴位上轻推；或食指和中指并拢伸直，其余三指弯曲握拳状，用食指和中指轻推；也可以用全手掌轻推穴位和四周部位。

（3）指按法　用手指着力于穴位上，逐渐用力下压，称为指按法。在穴位上按时，拇指不要移动，只是按压的力度有所增减。

（4）指揉法　以手指螺纹面部分按在穴位上，做轻柔缓和的小幅度环旋转动，带动该处的皮下组织。

穴位按摩的方法

（1）选择手法　对婴幼儿主要采用抹法，要很轻柔，尤其按摩婴幼儿头顶囟门处的百会穴，手指的力度要轻如羽毛接触皮肤一样。对稍大的孩子，根据穴位部位的不同，4种按摩手法都可以选择。

（2）按摩时间的选择

① 婴儿的按摩时间：孩子视力正常，每3～4天按摩1次。婴儿视力异常或有斜视，每天按摩2～3次。当家长抱着孩子或孩子睡觉时，可轻轻进行穴位按摩。

② 幼儿的按摩时间：每天家长和孩子一起做按摩游戏几分钟，按摩时和

孩子一起唱一首歌曲或放一首舒缓的音乐，按摩时间不要短于歌曲。

③ 上学孩子的按摩时间：晚上看电视或听孩子讲学校的事情时，家长可坐在他身边给他按摩几分钟。孩子睡觉前，可以自己按摩或与父母互相按摩。

（3）按摩时要心情愉快、全身放松 要孩子慢慢接受按摩，不要硬逼孩子，呵斥孩子。按摩时，妈妈的手指下有温暖微颤动感，孩子会感觉舒服，真正体会到游戏后的快乐和放松。

按摩穴位的游戏

（1）抹百会穴 百会穴位于头的顶部，两耳尖相连线的中点，即孩子的囟门处［图12（a）］。对婴儿，家长的指尖要像羽毛一样，轻轻移过囟门区；大一些的孩子抹的力度可大一些。可放松心情。

（2）按揉风池穴 风池穴在头骨后底部与颈部相连部位，两侧枕骨下凹陷入发际处［图12（b）］。婴幼儿面向母亲坐在母亲腿上，母亲用食指和中指找到风池穴，轻轻按揉，同时还可以唱唱歌，或对孩子讲“宝宝，好乖，我爱你”。大一些的孩子可俯卧，母亲用两个中指按揉风池穴。可带来好情绪，把一些不愉快的心情发散掉。

（3）推天柱穴 天柱穴在颈部后发际正中旁开1.3寸，斜方肌外缘之后凹陷处［图12（c）］。找到穴位，用并拢的食指和中指，按在穴位皮肤上，轻用力往下推30次。天柱穴是消除视疲劳的刺激点。

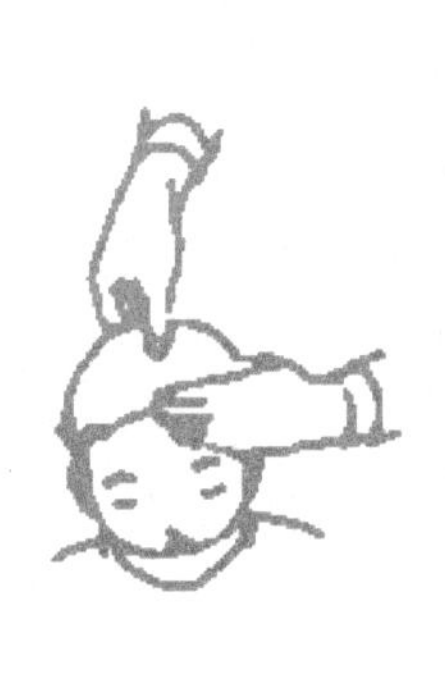

(a) 抹百会穴

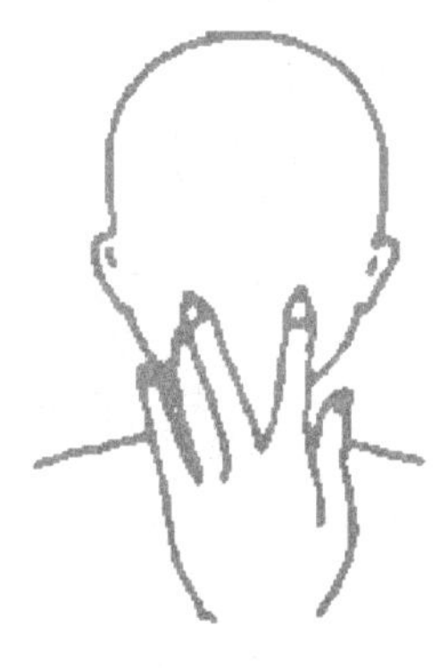

(b) 按揉风池穴

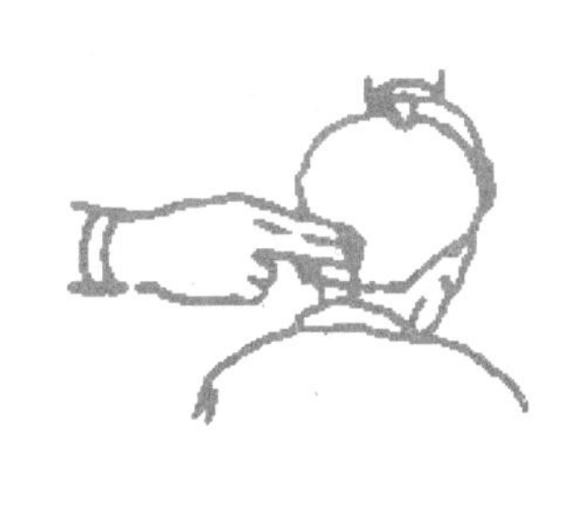

(c) 推天柱穴

▲图12 穴位按摩示意图

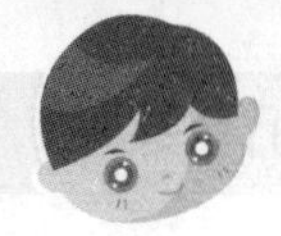

（4）按揉肩髎穴　肩髎穴位于上臂外展时，肩峰后下方呈现的凹陷处。婴幼儿可面向母亲坐在母亲腿上，妈妈手绕到孩子背部去按揉。刺激肩髎穴，可促进眼睛和眼肌的淋巴液循环。

（5）推肝俞穴　肝俞穴位于背部，第9胸椎棘突下，旁开1.5寸。需孩子躺下，先摸到孩子颈下最突出的脊椎骨，下方是胸椎第1节，数到第9节，旁开1.5寸即为肝俞穴。中医理论，肾主骨，肝主筋，开窍于目。推肝俞穴，可刺激眼部经络，促进视觉发育。

（6）推肾俞穴　肾俞穴位于腰部，第2腰椎棘突下，旁开1.5寸。如上面的方法，数到胸椎第12节，下方是腰椎第1节，数到第2节，旁开1.5寸即为肾俞穴。

按摩肌肉放松眼睛的游戏

（1）用手掌推颈部肌肉和肩背部斜方肌　颈部肌肉和肩背部斜方肌，是视觉反射区的两大肌群（图13）。孩子因读写姿势不妥、用眼不当容易使颈

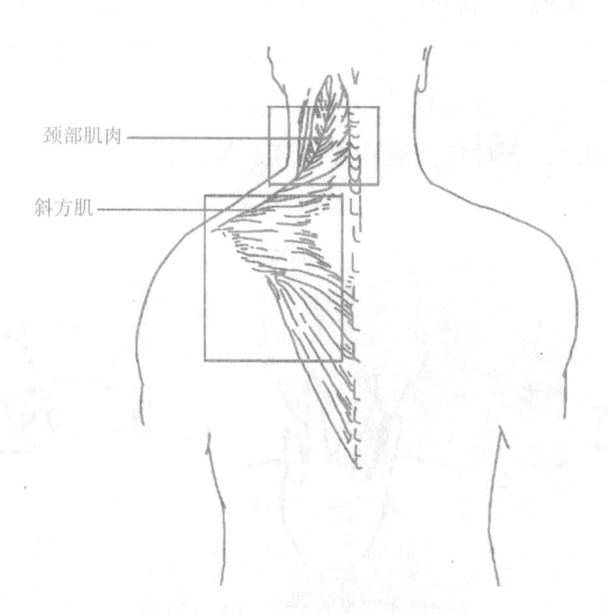

▲图13　视觉反射区的两大肌群

部肌群出现慢性劳损，颈部肌群劳损又可导致脑动脉供血不足，进而促使视神经功能紊乱、视力下降，造成近视眼。通过推拿颈部肌肉和肩背肌，可刺激与眼部相连的经络，缓解视疲劳，感觉眼部异常轻松。

（2）揉捏手的食指和小指末节 这两处连肝经，是眼部神经反射点。

（3）揉捏足的踇趾、第2趾和第3趾 这几处是眼部神经反射点，能缓解因运动不足、暴饮暴食而引起的视疲劳。

做眼保健操可消除视疲劳

我们国家一直提倡的眼保健操，是穴位按摩的方法之一。实践证明，长期坚持做眼保健操，对放松眼肌、消除视疲劳、延缓近视的上升速度是有效的。眼保健操适用于所有中小学生及学龄前儿童，是一个很好的、可自我操作的眼睛保健按摩法。在中小学校里，应该每日坚持做2次，孩子在家也可以做。做眼保健操要轻闭双眼，洗净双手。眼部有炎症时，要暂停。要按节拍做，找准位置。做完1遍需5分钟，应上午和下午各1次，若长时间用眼，也可增加1次。眼保健操穴位图见图14。

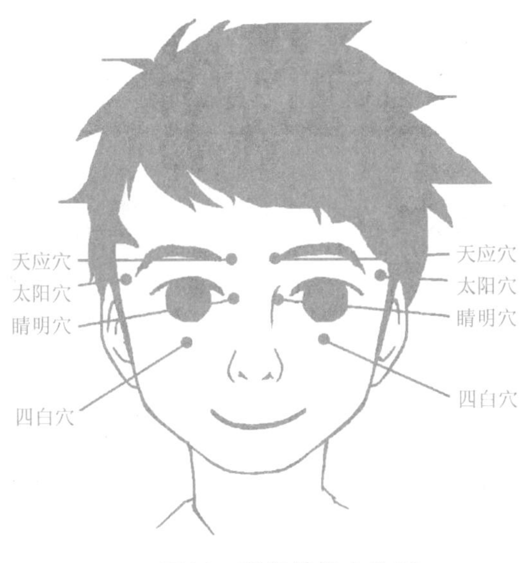

▲图14 眼保健操穴位图

眼保健操有4节，每节做8×8次，即64次。其操作方法如下。

（1）第1节——按揉天应穴　天应穴在左右眉头下的上眼眶角处，用左右拇指按揉此处，其他4指支撑在额上［图15（a）］。

（2）第2节——按摩睛明穴　睛明穴在眼内角与鼻梁间的骨凹陷处，距内眦角0.5厘米。用拇指挤按鼻根，下按上挤，一按一挤为一拍［图15（b）］。

（3）第3节——按摩四白穴　四白穴在下眼眶骨正中处约1个指腹的下方。用两食指挤按面颊上的四白穴［图15（c）］。

（4）第4节——按太阳穴，轮刮眼眶　太阳穴在眉稍后1.5～2厘米，于眼尾外侧的中间处。两拇指按压太阳穴，食指弯曲轮刮眼眶，先上眶，后下眶［图15（d）］。轮刮一圈为1次。轮刮的眼眶上有5个穴位：攒竹穴、鱼腰穴、丝竹空穴、瞳子髎穴、承泣穴。

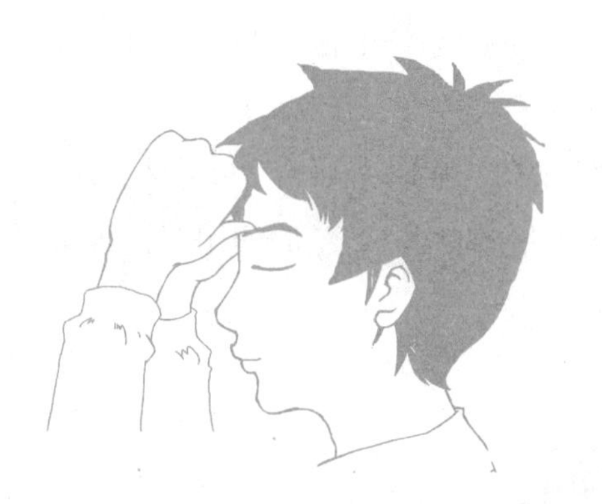

（a）按揉天应穴

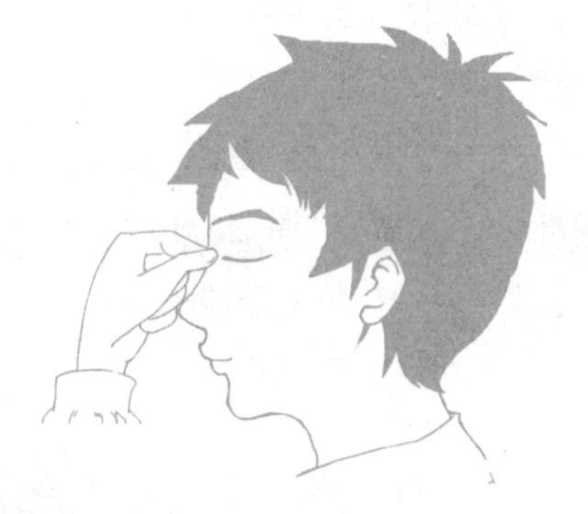

（b）按摩睛明穴

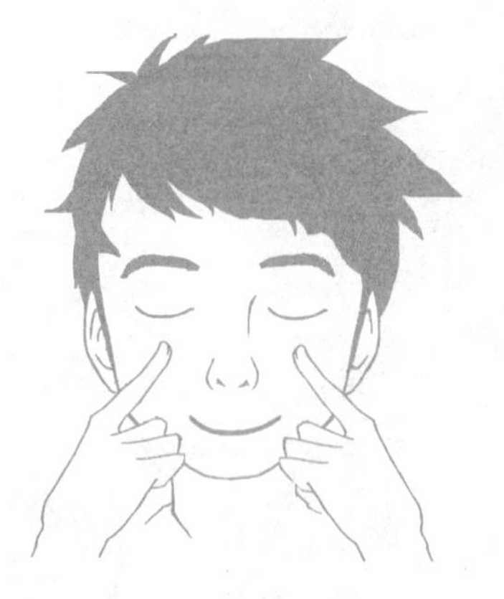

（c）按摩四白穴

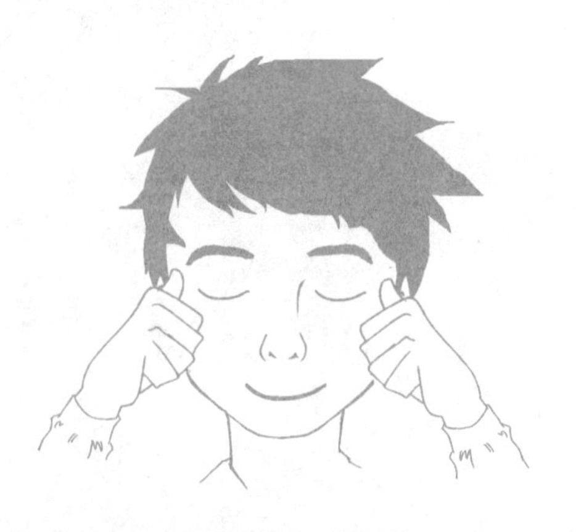

（d）按太阳穴，轮刮眼眶

▲图15　眼保健操

大脑游戏

神奇的大脑游戏

每个人都拥有一个神奇的大脑，它大约由1000亿个活动神经细胞和9000亿个其他细胞组成。1000亿个活动神经细胞中的每一个，都是一台真正的电脑！但它的潜力还远远没有发挥出来，的确是“一个沉睡的巨人”。假如你唤醒它，它所发挥出的巨大能量，肯定会让你惊叹不已，你的大脑几乎具有无限的可能。大脑可分为左半脑和右半脑，左右半脑存在功能分工，左半脑管分析、思考、判断等理性思维；右半脑管幻想、创造、整体等感性思维。两脑之间密切联系，才能充分发挥理性和感性的不同作用，使孩子的学习和人生变得更精彩，因此两者不可偏废。大脑游戏就是采用游戏的方法，使孩子的左右半脑都得到锻炼，使它们达到全面的综合协调，最大限度地开发大脑的潜力，释放出前所未有的天赋和能力。

大脑影响视力的好坏

视物模糊看起来表现在眼睛上，其实最重要的视觉器官在大脑。眼睛采集物体反射出来的光，穿过眼角膜、晶状体等，刺激视网膜的神经细胞，神经细胞把光信号转为电信号，通过神经通路传到大脑视觉中心之后，经过大脑的融合、识别、记忆、分析、判断，形成了与所见外界物体完全一样的图像，视觉就在大脑里产生了，再由大脑将信号传回来，眼睛就“看见”了。如果大脑指令不能传到眼睛，或者传送延迟，就会发生视力下降，或者虽然能够正确传入大脑，但大脑视中心有问题，不能融合、识别传入的图像，无法把正确的信号传给眼睛，眼睛照样看不见。因此，当视力有改变时，也表示脑功能产生了变化。所以眼睛所见，与大脑功能密不可分。

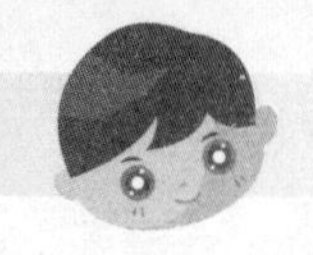

左右脑的分工不同

左右脑的功能是有不同的分工的（图16），具体表现如下。

（1）左脑主管　计算的数学能力；思考和谈话能力；学习新技术能力；短时记忆，如10秒内记住一个电话号码；比较注重细节的把握；试图并努力去观察事物；看近处物体；保持警惕性；移动身体的右侧；收缩和拉紧肌肉。

（2）右脑主管　文学创作、音乐演奏、画画的能力；想象并使之形象化的能力；掌握机械的能力，如骑车；长久记忆能力；从整体上把握事物的能力；宏观观察事物；看远处物体；保持平静的情绪；移动身体的左侧；拉长和松弛肌肉。

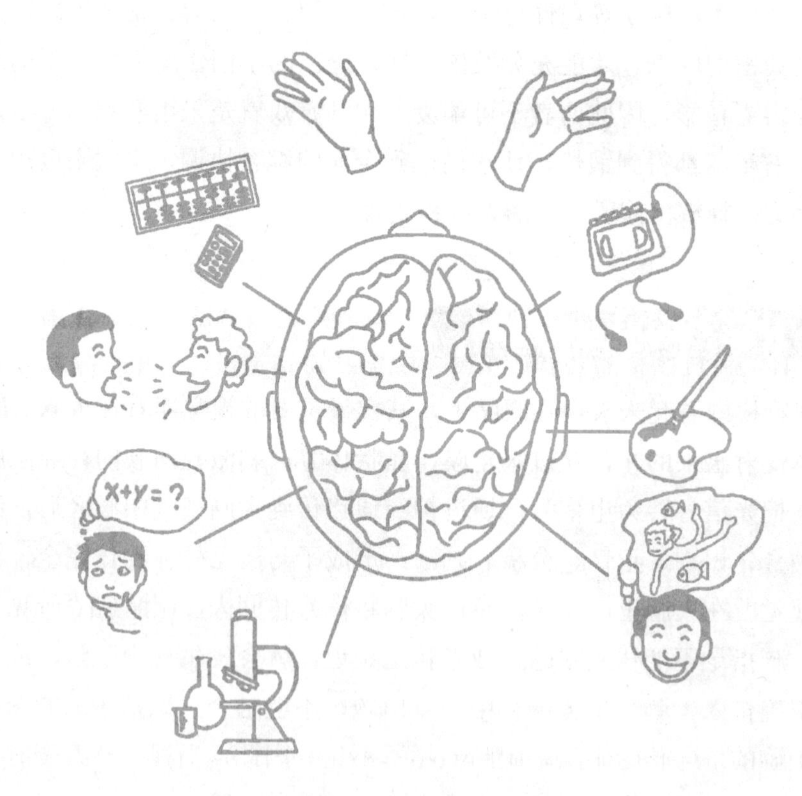

▲图16　左右脑的分工

左右脑需要协调工作

左右脑有不同的分工，左脑管“思考”，右脑管“想象”。如果分工不明确，就会发生思维和行为的混乱。例如，发生口吃，就是两侧大脑都急于表达；一侧大脑不作为，就会产生“思考”或“想象”的缺乏。但左右脑虽有分工，也不是完全分离的，左右脑之间的信息有着密切的联系，从而使两侧协调工作，以达到最好的生理状态。如果一侧大脑受到损害，另一侧大脑将承担起对方的职责。

如果我们身心、情绪长期受到压力，左右脑之间的信息通路就会渐渐中断，大脑的工作失去协调性，因而影响到视力。例如，左右脑分别控制肌肉的收缩和放松，如果左右脑信息不畅通，有可能使眼肌及视力反射区的肌肉（如肩背部斜方肌、颈部肌肉等）因视疲劳而发生痉挛，不能自如地放松时，就会出现近视、远视、斜视等。

天才儿童善于运用左右脑

一般来说，天才儿童就在于善于运用两侧大脑。太过专注地使用一侧大脑，就会影响左右脑的协调性。左脑功能偏强（如分析、思考、判断）时，易产生近视眼；右脑功能偏强（如幻想、创造、整体感）时，易产生远视眼。良好的视力则需要平衡地运用左右脑。

当孩子受到责骂、对学习产生恐惧、思想压力很大时，左右脑就不能协调工作、各司其职。两侧大脑职责混乱，孩子有时就会产生无所适从的行为，在某方面表现得过于笨拙或者过于机敏，但缺乏协调性。例如，当受到批评时，右脑会停止工作，创造力和想象力消失得无影无踪。而当感觉被抛弃时，左脑有可能连十位数的加减都不会做了。

不要责怪我们的孩子不是天才，也许他的天才素质就在你的责骂声中压抑或消失殆尽了。让我们来学学大脑游戏吧，它能促进孩子左右脑的平衡发育，是促进智力、改善视力的好方法。

大脑游戏包括交叉运动游戏、训练左右脑记忆游戏、大脑融合游戏。

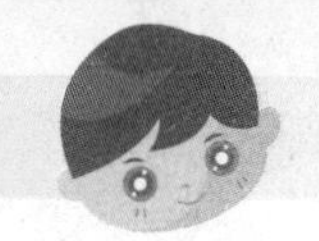

交叉运动游戏

幼年时期，进行同时运动右手和左脚或者同时运动左手和右脚的游戏，可以激活大脑神经系统的发育，刺激左右脑的平衡。根据这个理论，设计出一些交叉运动游戏。

（1）婴幼儿 8个月以下的婴儿，在大人的帮助下，可反复用他的小手去触摸另一侧的膝盖。8个月以上的婴儿已能爬行，可进行左手右脚、右手左脚交替爬行活动。大人可以用鲜艳的玩具在前面引逗，让孩子在地面或绕过桌椅腿爬行。幼儿还可以进行这样的游戏：把玩具放到不同的位置，如上下左右的远处，最后再放回近处。孩子做交叉运动时，眼睛随玩具移到不同的位置。在做这些运动游戏时，配合播放优美的音乐，会更好地激活大脑。

（2）儿童 孩子站立时，提右膝，以左手掌拍右膝盖，再提左膝，以右手掌拍左膝盖，如此交互做（图17）。在等车或等人的时候，可以同时运动

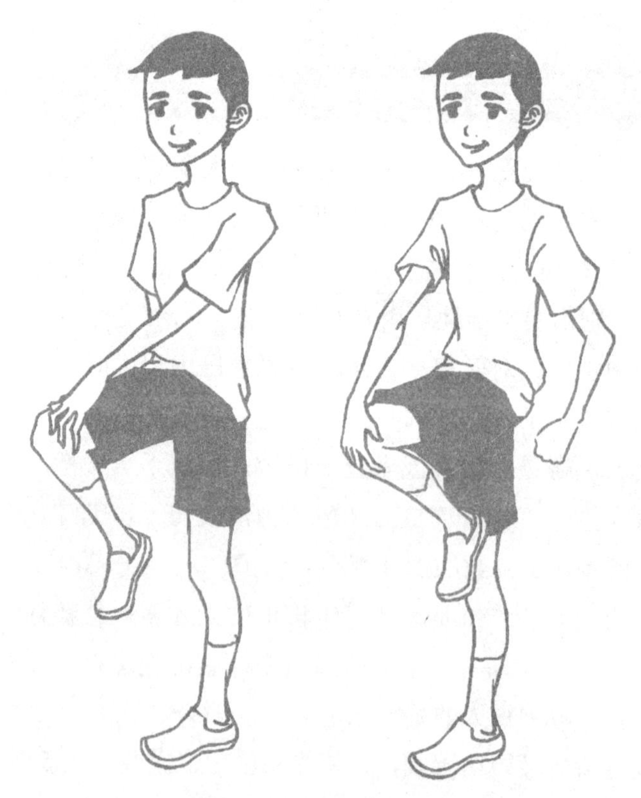

▲图17 交叉运动游戏

右手指与左脚趾，然后换左手指与右脚趾。

（3）小学生 可在纸上画一个表示无限大的符号“∞”，把这纸贴到孩子能看见的任何地方，如墙上、冰箱上等，这个符号时时提醒左右脑“握手言和”。孩子一边做交叉运动，一边看看这个符号，可以舒缓压力，将相互协调的信息传送到左右脑。

训练左右脑记忆游戏

（1）训练左脑记忆游戏 把各种形状大小不同的东西，悄悄放在毯子底下，让孩子手伸进毯子触摸物体，不许偷看，然后叙述每件物体的形状有什么不同。这可以训练孩子左脑注重细节的短时记忆能力。

（2）训练右脑记忆游戏 和孩子躺在草地上，用手蒙住眼睛，和孩子一起回忆几年前的时光。你既可以通过讲自己的幼年趣事来启发孩子，也可以提醒他“你记得3岁时给你买的生日蛋糕吗？”“记得去年我们去玩的地方吗？”……让孩子打开记忆之门，往事像河水一样潺潺流出。这样的游戏，可以训练孩子右脑长久记忆的能力。

大脑融合游戏

两侧大脑有不同的功能，通过一些游戏的训练，将左脑的某些功能和右脑的某些功能结合在一起，这就是大脑融合游戏。

（1）画画与起名训练 在家里或带孩子去郊外画画，然后让孩子给画起名。画画是训练右脑形象思维的想象能力，起名是训练左脑抽象思维的思考能力。经常带孩子进行画画与起名，可以让孩子左右脑的融合功能得到训练。

（2）放大与缩小的游戏 带孩子去院子里，用树叶在地上摆出一个巨大的图形，如花朵、屋子、汽车等，或去沙滩上画出一个大图形。然后用小树枝把图形缩小为中等图，再用小草缩为小型图，最后用小石子、小种子把图形缩到尽可能小。右脑观察远处物体，对整体把握好；左脑观察近处物体，对具体的细节掌握好。放大与缩小的游戏，可以训练孩子想象与思考的能力、宏观与微观的观察能力等，使左右脑的融合功能得到训练。

眼球运动游戏

眼球运动游戏提高眼睛的活力

当我们看东西时，眼球以1/50秒的速度在急速地闪动，这叫眼球的扫视运动。正常的眼睛能不断地进行扫视运动，它有助于保持眼球的活力，看清世界。如果速度减缓，视觉的清晰度会受影响；扫视运动突然停止，就会产生1～3秒的“空视野”，就是无色无形的感觉，什么也看不见。正常的扫视运动，眼球是做很微小的闪动。如果眼球不停地做大幅的摆动，就成了“眼球震颤”，视力也是不清楚的。

训练孩子的眼球做扫视运动的游戏，叫眼球运动游戏，包括摇摆游戏、隐形画笔游戏、远近移动游戏、球类游戏、眨眼游戏、眼睛洗澡游戏、转眼球游戏等。

放弃凝视

视力正常的人，眼球灵活，目光生动。屈光不正的人由于视力下降，为了看清楚，往往会用眼睛盯住一个目标不放，努力聚焦，眼球运动迟缓，这就是凝视。凝视时，会使得眼睛肌肉紧张，眼球放慢飞快扫视运动，减少流过眼睛的能量。近视或远视的人，很容易形成凝视的习惯，也更容易引起视力减弱，使目光显得比较呆滞。

要让孩子改变凝视的习惯，如看电脑时眼睛不眨地盯着屏幕，或者努力聚焦去看清书上的小字等。学习一会儿后应试着将全身放轻松，转转头颈、眨眨眼睛，做一些深吸气、吐气的动作，恢复眼球原始闪动的活力。

轻松阅读

视力不好的孩子应改掉凝视的习惯，恢复眼球灵活的扫视运动，有助于提高他们的记忆力。当我们阅读的时候，眼球是由左到右，再由右到左，周而复始地做快速的扫视。只有当眼肌放松时，才能完成灵活的扫视运动。如果孩子在紧张、有压力、受责骂的状态下学习，紧张的心态引起眼肌的紧张，眼球的扫视运动放缓，使凝视增加，更加剧眼肌的紧张和疲劳。

右脑可以放松眼肌，能产生长久的记忆功能。左脑可以收缩眼肌，能产生短暂的记忆功能。当孩子怀着轻松愉快的心情去阅读时，右脑对眼肌发出放松的信息，使眼球进行灵活的扫视运动，并在视网膜上清晰成像，产生长久记忆。与此同时，左脑已清楚地理解了图像的含义，产生了短暂的记忆。

因此，被迫学习的记忆效果是短暂的，很快就忘记了。轻松学习，才能事半功倍。

摇摆游戏

眼球的扫视运动现象，是出现在整个机体生命活动之中的。身体的摇摆动作，如移动头部、眨眼睛、吸气、吐气、听音乐时身体随节拍而跳动等，都会使大脑和全身得到放松，有益于眼睛的扫视运动，使视觉更清晰。按孩子不同年龄设计的摇摆游戏，可使孩子的眼睛放松下来，把凝视变成轻松的、柔和的、有活力的眼睛扫视运动。

（1）婴儿摇摆游戏 半个月大的婴儿，他的身体和大脑已经开始接受外部的信号。他注意母亲的脸，追随光源，平躺在床上就焦躁爱哭，抱起来走一走、四处看看就很高兴。因此，要经常让婴儿躺在你的臂弯里，你做半圆形的来回摇摆，婴儿的眼睛可以自由地转动，头部不断地前后左右移动，追寻周围的物体。如果再加上音乐或歌谣效果更好，会很快使婴儿安静下来，同时也促进眼球的运动。要左右臂轮换抱孩子，使孩子两只眼睛都能得到视刺激。摇篮也有同样的效果。

（2）运动玩具 婴儿喜欢看运动的物体，可以给3～4个月大的婴儿买一些会运动的、闪闪发光的玩具供玩耍。这时的孩子还喜欢自己运动手脚，可在小床上方牵根绳子，挂上轻而柔软的动物玩具、彩旗等，供孩子踢打和拉扯，这样眼睛会随之运动。

隐形画笔游戏

真正凝视时，需要把目光固定一点，牙齿咬紧，肩背肌肉僵硬，收腹，屏住呼吸，这样会使全身肌肉紧张，不由自主地精神紧张，很耗费体力。隐形画笔游戏就是做相反的动作：吸气，放松肩膀，按摩肩背部，放弃凝视习惯，放松眼睛，重新建立眼球扫视习惯。对大一些的孩子，隐形画笔游戏是治疗假性近视、近视、远视的方法之一。

刚开始，让孩子手拿一支铅笔放在鼻尖上，想象铅笔可以无限延长，可触及对面的桌椅或妈妈。用铅笔想象沿边缘画出他们的轮廓。画时要移动整个头部，而不只是移动眼睛。每次只画一幅，无须完成一幅完整的画，也不需要画出细节，只要大概轮廓就行（图18）。

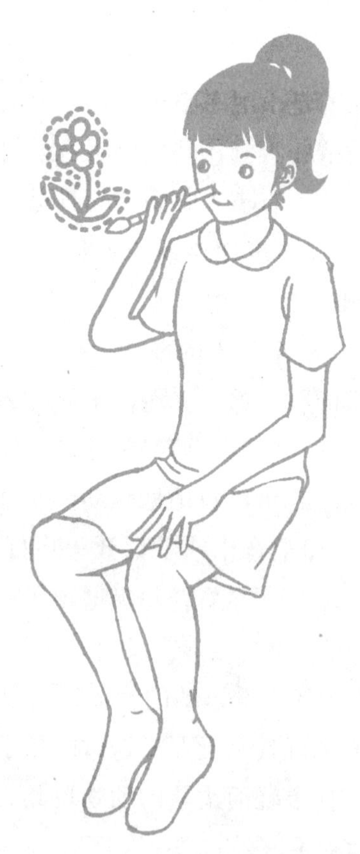

▲图18 隐形画笔游戏

练习几次后，就可以移走铅笔，想象鼻尖有一支隐形画笔，画远物时笔可以延长；画近物时笔可以缩短。在任何时间与地点，当眼睛看景物时，鼻尖的画笔就顺着景物的外缘描画，头部自然地跟着转动。在学校里、坐车时都可以画；和朋友聊天，就可以画他的脸、眼睛、嘴。

这支隐形画笔可以是素描画笔，也可以是水彩画笔。当画好外轮廓后，就想象着用彩笔填色，可以充分利用大脑每一部分。隐形画笔游戏锻炼孩子运用丰富的想象力，以天空为画布，想象做一个大苹果画，为苹果涂抹上红色，为叶子涂抹上绿色，多诱人的甜苹果！再想象在天空画一艘飞船，把你喜欢的玩具画上，想一想，飞船将飞到哪里去呢？你可以尽情涂抹。

用隐形画笔还可做看图填色游戏。找一幅孩子喜爱的图画，让他看3分钟，努力记住形状、细节。再闭上眼睛，用5分钟时间，让孩子想象他有各种彩笔，用隐形画笔来作图，并填上他喜欢的颜色。然后睁开眼睛，再看这幅画，孩子会有新的感受。这个游戏既能锻炼孩子眼睛的扫视运动功能，也能锻炼右脑的想象和记忆功能。

做隐形画笔游戏时，当头部跟随鼻尖画笔转动时，脖子与眼睛的肌肉可以因此放松，使右脑的想象力受到鼓励。孩子常做隐形画笔游戏的练习，可以使眼球恢复其扫视运动的习性。

远近移动游戏

眼睛的工作原理和照相机很相似，照相机在拍远景到拍近景时，镜头是需要变焦的。人眼在从远看近或从近看远时，也需要有一个调节过程，相当于是“变焦”。正常眼睛调节非常迅速，而近视眼或远视眼调节起来就会迟慢些，因此需要锻炼眼睛的调节功能。远近移动游戏就是锻炼孩子眼睛的调节能力，也是治疗近视和远视的方法之一。

远近移动游戏的方法是：让孩子手中握朵花或玩具作为近物，另外在1米外找一个目标作为远物，如家里的柜子、电视机、墙上的画、窗外的树、汽车等。在远物和近物之间假想有一根线连着。先用鼻尖上的隐形画笔画出手中近物的轮廓，再沿着想象线牵引到远物，同样画出远物的轮廓，再沿线滑回到近物，如此反复10次以上。切不要只是眼睛来回移动，头也要跟着旋转与摆动。

还可做眼睛远近交替运动。先看远方的山和建筑，再看近处的物体，如此反复，主要是锻炼眼睛的远近调焦能力。带孩子去户外写生，看看远山，再看看面前的画布，也是眼球远近交替运动。

孩子经常做远近移动游戏，可以放松眼肌，帮助近视眼逐步把清晰的近景带到远处，帮助远视眼看清近物。

球类游戏

不管做哪种球类游戏，都是锻炼眼睛的好方法。球的形状和滚动性，容易引起孩子的兴趣。在玩球时，孩子的目光会随球自由移动，这样可以锻炼孩子眼睛的扫视运动功能。当玩篮球、排球、羽毛球时，球运动起来的方向和速度，有不可预测性，孩子学会玩球，也可增加眼睛的超速运动，使眼睛更灵活。近视眼的孩子打打乒乓球也有好处，其实就是一种眼睛远近交替游戏，对缓解眼睫状肌痉挛、消除视疲劳，很有帮助。

眨眼游戏

为什么美丽的大眼睛眨眨眼就显得更生动？因为眨眼是保护眼睛的必要动作。通过眨眼，可把泪液涂布在眼球表面，使角膜保持湿润、光滑、透明。每一次眨眼后，视网膜上会有数百万的新信息送入大脑；而闭眼的瞬间，光线无法进入，可让眼球在黑暗中得到瞬间的休息。当再次睁眼，新的光线又进入眼内。眨眼时，眼睛能持续震动，使眼睛充满活力，看东西很清晰。

当警觉、紧张、生气、焦虑时，或当眼睛专注于电脑屏幕时，时常会忘记眨眼，强撑着眼皮到很疲倦时，才缓慢地眨一下，使眨眼的次数减少到每分钟12次以下，从而引起眼球干燥，角膜透明度降低，视力下降。

和孩子在一起拍拍手、唱唱歌、眨眨眼，做一个快乐的眨眼游戏。在看书、玩电脑时，孩子要养成多增加眨眼次数的习惯。做眨眼运动，就是滋润眼球，减少眼干涩，保护眼睛。

眼睛洗澡游戏

眼睛需要大量的氧气。当我们大声喊叫，或做深呼吸、打呵欠时，都可以增加眼睛对氧的吸取，加快眼睛废物的排出。一个好的哈欠，将会伸展从头顶到脚趾的所有肌肉，能使面部肌肉变得柔软，尤其能放松与眼睛相关的两大肌群——颈部肌肉和肩背部斜方肌。打哈欠将新鲜氧气带入大脑和眼睛，使人心情舒缓，视力明亮而清晰，相当于给眼睛洗了一个澡。

每天和孩子玩玩眼睛洗澡游戏：打个大呵欠，做个深呼吸，或快乐地大喊几声，全身轻松地蹦跳，甩动四肢，使淋巴液流畅，清除掉体内废物，眼睛被洗得明亮了，世界也被洗得明亮了，看花更红，看树更绿，看小猫小狗更可爱了。

转眼球游戏

眼球的周围有6条肌肉，它们两两对应，结为3对，来完成眼睛上下左右的运动。每对眼肌要肌力相当，相互协调，才能保证眼球位置正常，运动自如。这有点像提线木偶，哪边线力量大，木偶就偏向哪边。眼肌肌力不相当，就会出现斜眼。转眼球游戏，就是通过运动眼球的每条肌肉，均衡地增强每条眼肌肌力，使它们能协调地工作。

转眼球游戏的方法是：妈妈一手拿一支红色的笔，一手扶住孩子的下巴防止他头动。妈妈拿笔先按孩子的顺时针方向，右、下、左、上慢慢转一个圆圈。孩子的眼睛跟笔移动，眼球也作顺时针方向转动。眼球转动速度需极慢，是转一个圈，而不只是右、下、左、上4个点。转眼时，头始终朝前不动，只动眼，不动头。向右转时，目光要极力向右，能看多远看多远，但头不能向右转；向下转时要极力向下看，但不许低头；向左也极目而视，向上不能仰头。顺时针转完后，再逆时针旋转。按孩子的年龄大小和耐力，顺时针和逆时针转动，每次各做2～10次。转动时放点音乐，或者妈妈轻声告诉他：“往右看啦，那里有个小鸭子……看下面的花儿……左面来了个大黄狗……看见天上的星星了吗……”

情绪游戏

好情绪带来好视力

一些视力不好或戴高度眼镜的孩子，因被人叫成“小眼镜”“小瞎子”而自卑，怕打碎镜片而不敢参加体育运动，容易形成孤僻、沉闷的性格。他们该有的童年欢乐，被封闭在“瓶子底”镜片的后面了。而当内心缺乏喜悦时，很可能被其他的几种情绪所取代，如痛苦、愤怒、恐惧、悲伤、冷漠或无意识等，都会在身体中产生压力，使呼吸短促、肌肉紧张、眼神拘谨。这种内心情感僵化的结果，往往导致沟通障碍。

为孩子设计的情绪游戏，就是帮助孩子把不愉快的情绪释放出来，用愉快的情绪去融化不好的情绪，让好情绪带来好视力。一般来讲，对于自己觉得不被认可、被否定的感受，总是拼命将它往下埋压。现在就用游戏的方式把它挖出来，然后找出与它对立的感受去体会，将爱恨、美丑、成功与恐惧等情绪融合。若能从小让孩子学会这个方法，长大后也能自己调整情绪上的挫折，使自己眼明心亮。

情绪游戏包括表演游戏、融合气球游戏、深呼吸游戏等。

表演游戏

好视力的眼睛善于眉目传情，视力不好的眼睛就显得目光呆滞，缺乏眼与眼的交流，性格容易内向消沉。表演游戏就是要训练孩子丰富脸上的表情，学习用眼神与人交流，增加眼睛的魅力，带来更多的欢乐。

找几个人扮演不同的角色，分别用表情、眼神、动作、语言表演出“快乐的天使”“悲伤的小兔”“愤怒的狮子”“恐惧的小猫”等。每天要有一些时间和孩子做愉快的交谈，要双眼注视孩子的眼睛，用夸张的眼神和表情给孩子讲故事，也让孩子做配合表演。反过来，让孩子讲故事，你用眼神和声音来配合。

融合气球游戏

做游戏前，要先了解孩子有些什么恐惧，有哪些是他觉得被大人否定的感受，再找出与这些负面情绪相对应的正面情绪。例如，“我很笨”对应的是“不，我很聪明”；“我的眼睛看不清楚”对应的是“没关系，我的眼睛很明亮”；“没人喜欢我”对应的是“大家都喜欢我”；“害怕，太胆小”对应的是“不用怕，勇敢！”。

例如，孩子有“我害怕学数学”的情绪。让孩子伸开两臂，手心向上，想象两手各托着一个气球。问孩子为什么怕数学。把找到的原因放在一个手的气球里，让孩子小声或大声或尖声地说，闭眼说或睁眼说，向天空向云彩把恐惧的情绪讲出来，喊出来。想象把气球吹大，赋予它一种颜色，让它膨胀到天上，直到孩子宣泄得满意。

再问孩子，害怕学习的对立面是什么。是“勇敢面对，一定能学好它”。让孩子把答案放在另一手的气球里，并想象把勇敢的气球吹得越来越大，并大声地宣布，让小鸟听见，让鱼儿听见，让全世界都知道。然后让孩子拿出热情来，将左右手的球向中间挤压，想象听到“砰！”的一声，两个气球融合了，恐惧和勇敢这两种对立的情绪也融合了。此时内心应该轻松无比（图19）。

人的情绪都有多变性和灵活性，外向的人喜欢向外宣泄不愉快，内向的人喜欢把不愉快埋起来，但埋起来问题还存在，即使是再小的孩子，对他的精神都会有负面影响。只有把不愉快的原因找出来，用正面的情绪去融合它、转化它，才能把孩子从否定的情感里解放出来。

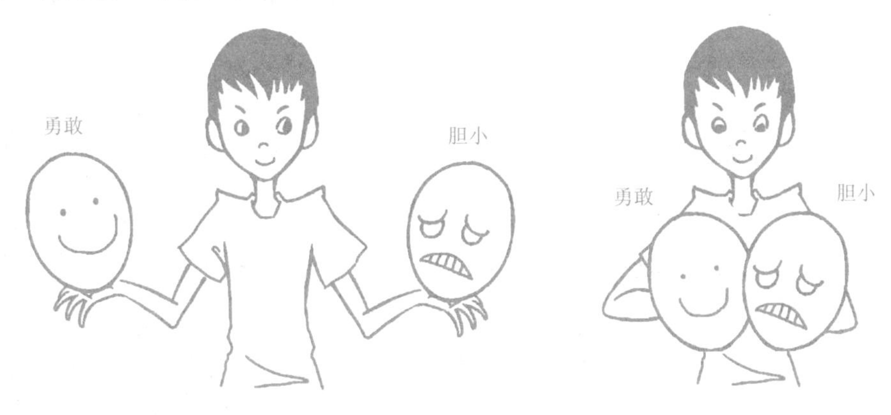

图19

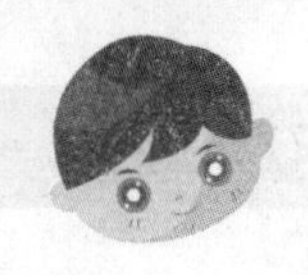

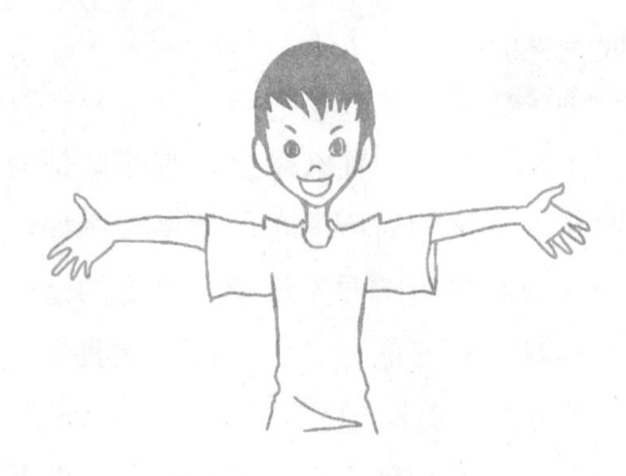

▲图19　融合气球游戏

深呼吸游戏

大脑和眼睛都需要氧气。一个心情压抑的孩子，会低头缩肩，心情紧张，呼吸短促，身体缺氧，视物模糊。让孩子深呼吸，打呵欠，进入自由呼吸时，他的情绪很快能恢复到高兴和快乐的状态，思维也会变敏捷，视力也变清晰起来。睡觉前和孩子做做深呼吸的游戏：让孩子仰面躺在床上，把手轻轻放在他的腹部，告诉他这里有个大气球。让孩子大口吸气，气球变大了，肚子鼓起来了；孩子呼气，气球变小了，肚子变平了。可以连做3次。深呼吸能带给大脑和眼睛更多的氧，放松孩子的心情，减轻压力。

阳光浴眼游戏

人类喜欢阳光

“万物生长靠太阳”，这句俗语，道出了太阳对我们的世界的重要性。太阳给地球提供了光和热，带来了生命，阳光促进了地球上动植物的生长。

人是昼起夜伏的动物，人类生命和活动的节律，与太阳起落相关；人们的情感、智力、生理节奏与阳光密切相连。适量的紫外线照射，能促进人体激素正常分泌，提高人体免疫力。长期生活在终日不见阳光的屋子里，人容易生病。

人类的皮肤需要阳光照射，才能形成维生素D。在孩子的生长期间，缺乏阳光，孩子会缺乏维生素D而形成软骨病。牛奶中含的维生素D，与皮肤被阳光照射后产生的维生素D是不一样的，不能用牛奶来代替阳光，孩子需要适量的阳光照射。

阳光里有紫外线，如果被大量的紫外线过度照射，人的皮肤会受伤并导致癌症，眼睛出现白内障病变。因此，晒太阳要掌握正常的度，不要长时间在烈日下暴晒，夏日骄阳下要打伞、戴太阳镜、穿长衣长裤以保护皮肤和眼睛。

眼睛追随光明

眼睛是适应太阳的特性而进化的光觉器官。眼睛是追随光明的，只有在光线的刺激下，才能发挥眼睛看东西的功能。眼睛需要阳光，视神经细胞需要光的照射才能发育。深海的鱼类没有阳光的刺激，都是“瞎子”。孩子出生后，如果有先天性白内障，没有及时手术，遮挡了阳光射入眼内，孩子的视细胞发育会受阻，有可能导致终身眼盲。

让孩子适度地接受阳光的照射，既可以得到每日需要的紫外线，温暖的阳光还可以放松眼部肌肉，激活视神经细胞。

阳光浴眼游戏提高视力

要理智地认识紫外线对人体的作用，既不能一味地畏惧它，也不能毫无防护地全部接受它。尤其对于孩子，对阳光照射的量既不能太少，也不能太多。阳光浴眼游戏就是让孩子在短时间里合理地接受阳光照射的一种游戏。

这种照射，不是通常的只有脸和手的局部照射，而是尽可能地让大面积的身体皮肤接受照射。照射的时间不能选在中午，而是在早上10点以前、下午5点以后。按季节的不同，让孩子的身体皮肤尽量暴露，面对太阳做阳光浴眼游戏。在阳光比较强烈的夏日，也可在阴凉的伞下、树下、屋檐下，利用太阳的散射光做阳光浴眼游戏，每次不要超过10分钟。平时孩子外出时，如果身体要长时间暴露在太阳下，就要戴上太阳帽，穿好衣服遮盖皮肤。夏日还要戴上太阳镜后，再在阳光下玩耍，才能避免阳光的过度照射而灼伤眼睛。

阳光浴眼游戏包括晒太阳游戏、太阳杯游戏、画向日葵游戏、阳光色彩展览游戏等。

晒太阳游戏

2岁以下的孩子，面对太阳，舒服地坐着或躺下，脱掉长衣裤，或尽可能卷起来。夏日给孩子戴上太阳镜，晒太阳10分钟，每天可1～2次。2岁以上的孩子，可采用舒服地坐着或站着的姿势，晒太阳10分钟，每天1～3次。这样可以保证孩子皮肤中生成足量的维生素D，并刺激内分泌系统的发育。

太阳杯游戏

告诉孩子，我们来做一个太阳杯。让孩子的手掌握成杯状，面向太阳2分钟，当孩子的手心感觉到阳光的温度和热度时，把太阳杯里的阳光倒进眼里，用手遮盖眼睛，享受温暖的阳光。还可以再做1次，让眼睛把阳光喝个饱。晒晒太阳，可以提高孩子的兴奋性。孩子身心的快乐，会成为提高视力的能量源泉。

画向日葵游戏

面向太阳，闭上眼睛，想象太阳是一个巨大的向日葵。用鼻尖上的隐形画笔画出向日葵的圆盘，慢慢地、轻轻地转动头部，画出一个个花瓣、花蕊，涂上金黄色。再想象把向日葵改变成其他的颜色：太阳橙、樱桃红、宝石蓝、青草绿。在画画的过程中，孩子能感觉到被温暖的阳光照耀着，大地的树儿、花儿、草儿，随着孩子一起茁壮生长。我们要谢谢太阳给我们带来光明。画画的过程也应在10分钟以内，2岁以上的孩子可以做画向日葵的游戏，妈妈在一旁做轻声的提示。

阳光色彩展览游戏

人眼盯着一件明亮的东西，如盯着发光的灯管，看上1分钟，再闭上眼睛后，眼前会出现变暗的发光灯管形象，这就是视觉后像现象。利用这个原理，可以设计出阳光色彩展览游戏。面向太阳，或站或坐，享受阳光1分钟后，再用双手遮盖眼睛，观察1次阳光展览：眼前出现的阳光颜色渐渐变暗，从橙色到红色再到绛红色，最后阳光变成了深黑色；再享受阳光1分钟，用双手遮盖眼睛，从橙色到红色到绛红色，最后变成深黑色。

色彩游戏

人眼能看见五彩的世界

自然界中很多动物都没有色觉，例如，在老虎的眼中，世界只有亮度的变化，老虎只看见黑白灰色调。老虎眼里的血液，是黑色而不是红色；狗的色觉能力很低；连人类的近亲猿类也仅认识黄、蓝两个色调。只有人的视细胞有识别不同颜色的能力，能感受到五彩的世界。

在人类视觉器官的进化过程中，光觉和形觉首先发展起来，色觉是发展最晚的。在婴儿的视觉发育中，色觉发育也是最迟的。初生的婴儿，只有明暗度的感觉，3个月左右才开始被红色和黄色吸引，他们更喜欢红色和黄色的物品。半岁以后才开始被绿色和蓝色所吸引，紫色是幼儿感受最晚的颜色，有些4～5岁的孩子还不能辨认出紫色。婴儿喜欢明亮度高的物品，喜欢纯色度高的玩具，这些明亮度、纯色度高的颜色，将使婴儿视网膜细胞的辨色力迅速提高。

促进孩子色觉发展的色彩游戏

孩子的色觉是在婴幼儿期间发育起来的，虽然2岁以下的婴幼儿，无法进行正规的色觉检查，但眼睛对于不同颜色的感受性，是可以通过训练逐渐提高的。尤其在视觉发育的关键期（5岁以前），大人多和孩子进行识别颜色的色彩游戏，可以大大提高孩子的色觉能力，使他们的色觉正常发育起来。

色彩游戏包括想象色彩游戏、蓝色海洋游戏、彩虹游戏、主题色彩游戏等。

想象色彩游戏

视网膜上的视锥细胞，主管明光下的视力和色觉，它能够分辨各种颜色的波长，使我们认识万紫千红的世界。让孩子闭上眼睛想象，可以提高他的视力，尤其是闭眼想象彩色的画面，睁眼后更容易观察到这种颜色和画面的细节。因为闭眼想象色彩，既可以让眼睛得到休息，又可直接运用大脑指令去刺激视锥细胞，刺激神经细胞间传递的灵敏性，从而提高视细胞的辨色力。

想象色彩游戏：让孩子闭上眼睛，一边放音乐，一边让他把音符想象成五光十色的小精灵在跳跃。高音是红色、黄色的小精灵；低音是蓝色、黑色的小精灵；中音是绿色的小精灵。还可以在音乐声中给孩子提示一幅图画，或让他自己按童话故事想象一幅图画，再让孩子大声地说出想象到的画面和图形是什么颜色的。

蓝色海洋游戏

婴幼儿的色觉形成过程与原始人一样：首先是红色、黄色，其次才是蓝色、绿色。蓝色是公认的能治疗眼睛和提高视力的颜色，通过蓝色海洋游戏，可促进孩子蓝色视觉的发展。

晚上把蓝色的小玻片、蓝色的透明彩纸、蓝色的丝巾等放在台灯管上，营造出一个蓝色的空间。让孩子闭眼，想象自己是一条小鱼，正游在蓝色的大海里，周围有蓝色的珊瑚礁和长长的蓝绿色海草。小美人鱼也游过来了，你们一起去海底寻宝，前方海底发现了一个蓝色的大宝箱，打开箱子，你们看见了一颗蓝宝石，发出明亮的蓝光，你们快乐地游来游去。

彩虹游戏

太阳光是由7种颜色组成的，我们来做一个彩虹游戏吧。背对太阳，用家用的喷雾器向前方的空中喷出很多雾状水珠，在太阳光照射下，一条七色彩虹出现了。还可以对着太阳光吹泡泡，尽量把泡泡吹得大大的，让孩子观察泡泡，在阳光下泡泡也变成彩色的了。

在家里做彩虹桥游戏：将不同颜色、不同深浅的彩色毛线排在一起，做成一条彩虹桥，让玩具狗、小鸭子从桥上过去。还可以用彩色球、彩色纸片、彩色小木棒等来搭彩虹桥。

还可以把各种彩色线团、彩色布条放在一起，妈妈拿出一种颜色的线团或布条，让孩子挑选与你手上相同颜色的线团或布条。也可以在白纸上，妈妈用彩色蜡笔画出彩条，让孩子用相同颜色的笔来画彩条。通过彩虹游戏，既可以训练孩子认识不同的颜色，也可以观察孩子的色觉是否正常，有问题再找眼科医生检查。

主题色彩游戏

先问问孩子喜欢什么颜色。如果喜欢红色，闭上眼睛，把自己的鼻子想象成红色的隐形画笔，用这支隐形画笔把家里所有的物品都涂上红色：红沙发，红书桌，红椅子，红柜子……最后把整个墙壁都粉刷成红色后，再将那些可爱的玩具都变成红色的，一个个从背景里跳出来，孩子要大声地呼唤它们："红狗狗，红兔宝宝，红娃娃，红汽车，红坦克……来跟我做游戏吧"。

还可以每天想象一种颜色，做主题色彩游戏。例如，今天如果做黄色想象游戏，先打开一本童话书，朗诵里面的情节。闭眼后用黄色鼻子隐形画笔，把书里的情景和动物都一一描成黄色的。

明天要做紫色想象游戏了，让孩子自己讲故事，一边讲一边在脑海里想象紫色的画面：我穿着紫色的裙子，戴着紫色的发卡，提着紫色的小桶。河边一片紫色的草地，去采紫色的小花，紫色的小河里游着紫色的鱼。我乘着紫色的小船，小船飞起来，飞到紫色的月亮旁边……

想象游戏

开启右脑幻想之门的想象游戏

从古以来，人类的想象力推动着社会的进步。想象给心灵插上翅膀，想象放飞思维。儿童时代是想象力最丰富、最活跃的时期，但生活使儿童的理性思维发展，同时消磨了年少时的想象力。大人不但最缺乏想象力，而且还时时用自己理性的思考，去扼杀孩子的想象，喜欢给孩子“立规矩”，中国家长表现得比西方家长更明显。幼儿学会拿笔以后，就喜欢在墙上、地上涂鸦，中国家长往往斥责孩子：“太不听话了！把墙弄脏了！不能在墙上乱画！”而西方家长却称赞孩子：“画得多棒！真是个天才小画家！”他们宁可重新粉刷一次墙壁，也不要挫伤了孩子的想象力。在商界，创造性的想象和怪异的想法被称作“水平思维”，敢于有这样思维的人都能得到高薪。多进行想象游戏，能促进孩子想象力的腾飞。

通过想象游戏，放松了身心，使孩子的创造力、交际能力和视觉灵敏度都得到了很大的提高。真正的放松，不是指躺下睡觉，而是指右脑的启动，是一种充满活力的松弛和接纳的状态。大脑不受规矩的约束，处于放松的状态，就会思如泉涌，孩子越放松就越有活力。眼睛在放松以后，也会变得明亮起来。

训练想象力的游戏包括亲子交流游戏、掌心捂眼游戏、睡前讲故事等。

别忘多做亲子交流游戏

现在的年轻父母每天忙于工作，忽视了和孩子的交流。老人带孩子，只能是在生活上照料。大人们或者认为孩子还小，没什么谈心的必要；或者以成人的思维看孩子，无法走入孩子的心灵。独生子女很容易有孤独感，当大人没时间陪孩子谈心时，孩子就会另外找替代品来麻痹自己，使电视、电脑游戏成为保姆、成为玩伴。看电视会使孩子不再有想象，不与人分享内心世界。玩电脑游戏使孩子的眼睛长时间固定在一定距离，不眨不转，且身体不动，这不仅影响视力，也扼杀了孩子的想象力。

现在的电视节目和电脑游戏，有大量成人节目，有喜剧、科幻、战争内容，也有恐怖、武打、色情内容。而当孩子与电视、电脑为伍的时候，他们的大脑是无选择地接受一切事物的。这些事物与他们的生命成长过程是完全脱节的，这会使他们产生一些紧张、害怕和不健康的心理，甚至形成胆小、怕黑的习惯。家长应多和孩子做交流，及时消除外界带来的负面影响，让孩子放松心情，才有利于孩子身心健康。

每个人从孩提时期起就已经开始使用自己的大脑了，儿童更有自己的想象思维。家长也要开启想象，才能和孩子有共同语言。家长多抽点时间和孩子谈谈心，一起做做家务，去郊外踏踏青，玩玩想象游戏，让孩子少看电视、少玩电脑，对开启孩子的智力，提高孩子的视力都大有好处。

掌心捂眼游戏促进孩子想象力腾飞

闭上双眼，以掌心捂眼，停止学习思考，任幻想遨游。

当两眼处于黑暗时，身心才能完全放松，外界光源的刺激被隔绝之后，视网膜细胞才能完全得到休息，而温暖的手掌，能将能量传到眼睛。当眼睛疲倦时，捂眼是最好的休息方式，捂眼是一种古老的眼睛治疗法。

选一些轻松的音乐，舒适地坐下来，让孩子捂住双眼，你可以念书给他听，让他跟随书中内容，播放内心的“电影”。

选某个主题来发挥他的想象力，例如，如果孩子喜欢米老鼠，让他讲述有关米老鼠的故事：米老鼠来自哪里？它的声音是怎样的？它长得怎么样？它有什么有趣的故事？

和孩子躺在草地上，捂住双眼，轮流编故事，或者描述心中所幻想的图画，如房屋里的陈设等。也可以让孩子用隐形画笔画出一间大房子或房子里的玩具、家具等。把捂眼和画画结合起来，可以把眼睛的放松和运动结合起来。

气味也是能够迅速打开记忆之门的，你也可以和孩子躺在家里的床上做

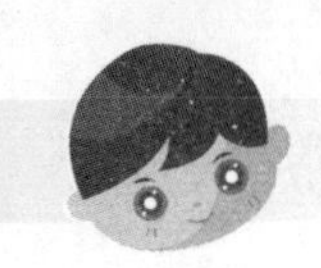

捂眼游戏：收集一些新鲜的青草、花朵、散发香味的面包、香皂等，等孩子捂眼后，把这些东西放在他的鼻子底下，问他想起了什么，你还可以用语言进行提示。例如：闻过青草后，可以想象，下了一场雨，天晴了，阳光照在挂着水晶珠儿的草上；接着想象，在起伏的山峦上空挂着一道弯弯的彩虹，空气多新鲜，我们做个深深的呼吸，彩虹给我一个多彩而灿烂的微笑。闻过树叶和花朵以后，可以想象，春天来了，轻风在白桦林间漫舞，你是一只小蜜蜂，带着“嗡嗡”的响声飞翔，落在苹果树的枝头上，忙于采花蜜和授粉；在阳光温暖的山坡上，你是一棵小草，一朵红花；看看窗外，一串白色花瓣温柔地掠过玻璃窗，一阵阵紫丁香的浓郁芳香，飘进房间，你闻到了吗？当脑海里出现这些幻想的画面时，孩子的眼睛如同看到的东西一样，充满了生机，视觉系统的生命能量也顺畅地流淌着。

坚持睡前讲故事

睡前讲故事，可以抚慰孩子的心灵，提高孩子的想象力，让孩子带着美丽的幻想进入睡眠。

讲故事前，让孩子闭上眼，手臂松弛地放在两边。你先用语言引导：“你的腿越变越长，背部加长，全身放松。感觉一下身体的重量，你的手臂也加长了，变得比空气还轻，它们向上飘浮，你的手肘慢慢地弯曲，你的手轻轻落在紧闭的双眼上，所有的光线都被挡住了，你好像来到一个温暖、柔软的洞穴，洞中一片漆黑。好，我们开始讲故事……”

这时，孩子体内白天分泌的褪黑激素的量几乎降为零，大脑容易深度放松。你可以每天找一个优美的童话故事讲给孩子听，让孩子带着童话慢慢进入梦乡。家长再忙，也要睡前抽出半小时陪陪孩子，这是你与他能够宁静相处的宝贵时间。这些童话伴随孩子成长，想象的能量、记忆中的影像，将永远储存在孩子的脑海里。

6

视觉训练

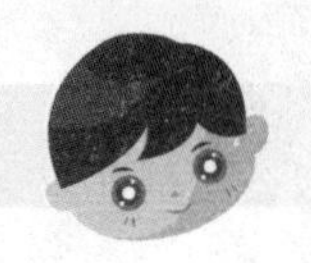

立体视觉的产生

人要有良好的视觉功能，需要具备三个条件：一是双眼的屈光正常，能在视网膜上形成清晰的图像；二是视神经传输功能正常，能在眼睛与大脑间畅通地传递信息；三是大脑的视区要能识别传入的图像，有正确的融合功能，并上升为立体视觉。

什么是眼睛的融合呢？两个眼睛看一个东西，左右眼分别形成的两个图像，都能传入大脑，两个图像又能在大脑合成为一个图像（图20），这是平衡的双眼融合视觉。如果不能融合，我们看到的东西就有重影、不清楚，这就是不平衡的双眼融合视觉。融合又叫双眼单视、双眼视视功能，双眼合像功能等。

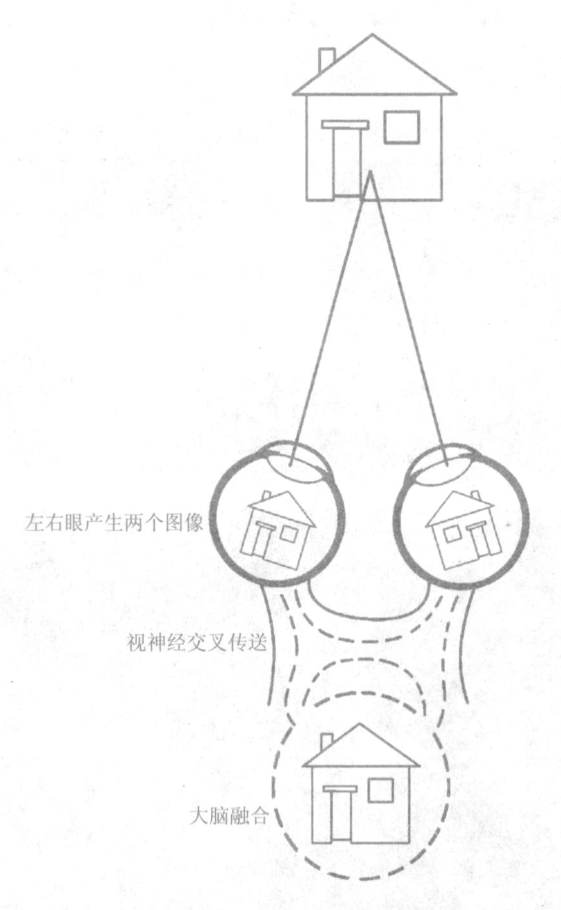

▲图20　融合的产生

正常的眼睛，左右眼同时看见一个物体时，右眼看物体的右边多一些，左眼看物体的左边多一些，所以两个眼分别形成两个图像。两个图像是大同小异的，有细微的差别。“大同”保证了能在大脑里融合为一个图像，“小异”是能产生立体视觉的基础。有了立体视觉，我们看物体才有高低、厚薄、深浅、凸凹的感觉，看见的才不是一个平面的物体。

立体视觉被破坏

孩子在幼年期，当有以下几种情况时，立体视觉得不到发育或被破坏：

① 孩子如果有斜视，斜视眼偏到一边去了，不能和正视眼同时注视一个目标，两个眼产生的两个图像差异太大，不能融合为一，大脑就抑制斜视眼图像的传入。如果斜视没有被及时纠正，孩子的立体视觉就发育不起来。

② 两个眼睛的视力相差太大，两个图像大小、清晰度不一，大脑也会抑制相对弱势的眼图像的传入，从而失去立体视觉，并形成弱视。

③ 儿童期如果因为遗传原因，或者疾病原因，干扰了大脑视区的正常发育，也会使传入的两个图像难以融合。

④ 幼年在心理和精神上受到创伤，会产生不平衡的视觉融合，从而破坏立体视觉的生成。

视觉训练让孩子获得立体视觉

立体视觉是我们生活和从事精细工作不可缺少的。平衡的双眼融合视觉，会使我们看见丰富而清晰的彩色世界，感受到物体有层次的立体结构。不平衡的融合，将使我们的眼睛疲劳、身心疲劳。

立体视觉功能是可以通过锻炼得到提高的。双眼视觉训练，就是用治疗仪和家庭游戏等方法，治疗或提高孩子双眼同时视功能、双眼像融合功能、立体视觉功能。近视、远视、散光等屈光不正的孩子，接受双眼视觉训练，有助于视力康复；斜视、弱视的孩子进行视觉训练，是治疗斜视、弱视的主要措施之一。

视觉训练疗法的基本原理是用光照刺激视细胞，松弛眼肌，运动眼球，用想象调动大脑。在治疗视力不良的方法中，不管是传统疗法，还是自然疗法，都应有视觉训练的内容，本章将综合两种方法进行介绍。

按照治疗的目的，视觉训练法分成以下3个阶段：

（1）提高弱视眼视力的训练 通过训练，去除大脑对弱眼的抑制，保持双眼的图像都能输入大脑，是产生立体视觉的第一步。方法有精细作业训练、视觉刺激训练、提高视中枢兴奋性训练等。

（2）纠正斜视眼位的训练 把斜视眼位纠正到正常眼位，才能保证两眼能同时注视同一目标，形成两个大同小异的图像，从而实现融合。如吸引眼位运动训练、拉风箱运动训练、转动风车训练，玩球训练、想象的河流训练等。

（3）提高融合功能的训练 斜视眼或弱视眼原来没有融合力，通过训练可使其能够融合，并产生立体视觉。

精细作业训练

弱视和斜视孩子的两眼中，一只眼成斜眼或者视力很差的，叫弱势眼、差眼；另一只眼视力正常或者比较好的，叫优势眼、好眼。精细作业训练是根据孩子的年龄和弱势眼视力，让好眼或优势眼戴上眼罩，孩子用弱势眼做精细工作。眼球在注视、扫视、追随等各种运动中，提升精细工作的能力和视细胞的敏感性，增进眼部肌肉的运动性和协调性，提高视觉技巧，加强手、眼、脑的协调能力，以促进弱势眼视力的提高。也就是给弱势眼工作的机会，使弱势眼的视力得到锻炼，逐渐提高。好眼遮盖与打开的时间，因孩子年龄和视力的不同而不同，这种锻炼需要在医生的指导下进行。家长要多准备一些训练用具，交换使用，与孩子以做游戏的方式去完成，以提高孩子的兴趣。

（1）数豆子法 盖上好眼或优势眼，让孩子用弱势眼每日数200粒豆子。

（2）穿圈法 让孩子用弱势眼看着一个直径1厘米的圆圈，手拿一根线穿过，每日训练，直到能准确穿过为止。

（3）刺点法 在白纸上，用点或线画出些动物的图形，让孩子遮盖好眼，手持大头针，用弱势眼按图形刺出小点，反复训练直至可以刺准图形。

（4）刺绣法 对大一些的孩子，可遮盖健眼，用弱势眼绣花。图形最好是简单有趣的卡通动物。

此外，还可购买一台家用精细插板治疗仪，每日使用2～3次。

进行精细作业时，每日要做2～6次，幼儿容易因枯燥而厌烦，家长可以和他一边唱歌一边做，在快乐的气氛中进行。

视觉刺激训练

视觉刺激训练是用光电、红光、黑白条栅等作为刺激原，给弱势眼以光和敏感信号刺激，直接刺激视网膜视细胞，增强视网膜视细胞对光的敏感性，提高视觉神经通路的兴奋性，改善视觉信息的传递，促进视觉功能的发育，从而提高弱势眼的视力。这包括光栅疗法、红光刺激疗法、光刷治疗仪治疗及后像镜、同视机治疗仪治疗等以及衍生出来的各种视觉治疗仪治疗法。这些仪器有在医院治疗的，也有家用的治疗仪，不管在医院还是在家使用，都需在医生的指导下进行。

（1）光栅疗法　要用CAM视觉刺激仪进行。利用对比敏感度高的黑白条栅作为刺激原刺激弱势眼，提高弱势眼的视力。用于双眼屈光不正性弱势眼效果最好。治疗需在医院进行，每日1次或每周3次，治疗时遮盖健眼，每次7分钟。10次为1个疗程，一般做2～3次后，视力就有提高。

（2）红光刺激疗法　视网膜黄斑中心凹仅含视锥细胞，此细胞对红光极为敏感，中心凹以外的视杆细胞对红光不敏感。可使用红光治疗法提高弱势眼视锥细胞敏感度，兴奋中心区，压抑旁中心区，迫使弱势眼从旁中心注视向中心注视转移。红光刺激治疗仪有医院用的激光治疗仪，也有家用的红光治疗仪，需每日1～2次。另一种简易方法：遮盖健眼，在弱势眼镜片上贴红色滤光片，让弱势眼透过红光注视，可刺激黄斑视锥细胞的发育，强迫使用中心注视的“纠偏”治疗。此法红色胶片可直接贴在弱势眼镜片上，方法简单，材料易得，花钱最少，也不用到医院，对不稳定的旁中心注视者最有效。但胶片不能太暗，否则看不清外界，影响效果；也不能太亮，太亮使其他光线也能通过，对黄斑刺激减弱，疗效不好。红胶片使透光度下降，视力差者看不清东西而走路困难，故弱视力很差的人不能用此法。

（3）光刷治疗仪　通过光刷治疗仪训练，儿童可以通过仪器看见这个

“光刷”，来刺激弱势眼黄斑中心凹视细胞发育，从而提高视力。家长可买家用的微型光刷仪，在家里给孩子治疗，1～2个月后到医院查一次眼底即可，但需大人督促并陪同孩子治疗，每日坚持1～2次，可获得较好效果。

（4）后像镜、同视机治疗仪 可提高弱势眼视功能，适合于旁中心注视弱势眼，把旁中心注视纠正为中心注视，也叫“纠偏”治疗。需在医院医生的指导下进行，每日1～2次，每次20分钟。要每天上医院，坚持起来比较困难。

提高视中枢兴奋性训练

提高视中枢兴奋性训练的基本原理是利用光、电、针灸、药物等刺激，来提高视中枢兴奋性，改善视功能，如各种“近视治疗仪”及各种“近视治疗镜”等。这些治疗仪在刺激视细胞时，也同时有放松调节的作用，所以大多数情况下可暂时提高视力，对部分假性近视有治愈作用，对真性近视有减轻视疲劳的作用，但不能治愈真性近视。需要提醒的是，大多数广告对其疗效都做了夸大而含糊的宣传，声称“能治愈近视”，而不说明是治疗真性近视还是假性近视，很多家长买了一台又一台，但无疗效。所以，在为孩子购买这类仪器时，一定要了解清楚，慎重选择。尤其不能一机在手，就认为高枕无忧了，还要使孩子养成良好的用眼习惯。

吸引眼位运动训练

斜视眼的孩子，一只眼总是偏向一边。以偏向鼻侧的内斜视和偏向耳侧的外斜视最多见，也有偏向上方的上斜视和偏向下方的下斜视。要使孩子的眼位回到正中央的位置，就要经常作吸引斜眼球向偏斜相反方向运动的训练，这种训练可以增强眼肌力量，把偏斜眼拉回到正位来，这就是吸引眼位运动训练。对4个月至2岁的孩子可用以下方法：

① 站在一侧，轻轻触摸婴儿皮肤，或者发出咕咕叫的声音，把孩子的斜视眼引向你希望的方向去。

② 给孩子喂饭时，装上食物的小勺在空中飞几圈后，从你希望的一侧进

入视域。

③ 拿一些能发出声音或者能闪闪发光的玩具，在孩子斜视眼的相反方向，慢慢移到他眼前，拿开，再移前，再拿开。这种方法既能训练眼肌，也能锻炼晶状体的调节功能。

④ 抱着孩子，让他的背靠在你的胸前，背对镜子而立。你转身侧面对镜子，侧身的方向是孩子斜视眼的相反方向，你可以逗逗孩子："宝宝，看看镜子里是谁呀！"孩子看见镜子会很兴奋，会把眼球努力地转向斜视眼的对侧。

拉风箱运动训练

自己做一个拍子，上面贴上孩子喜欢的图案，如动物、花朵、汽车、飞机等。蒙上好眼，在孩子斜视眼前，拍子向斜视眼的对侧移动。拍子时近时远，来回像拉风箱一样滑动，来吸引孩子的眼睛向目标方向移动（图21）。

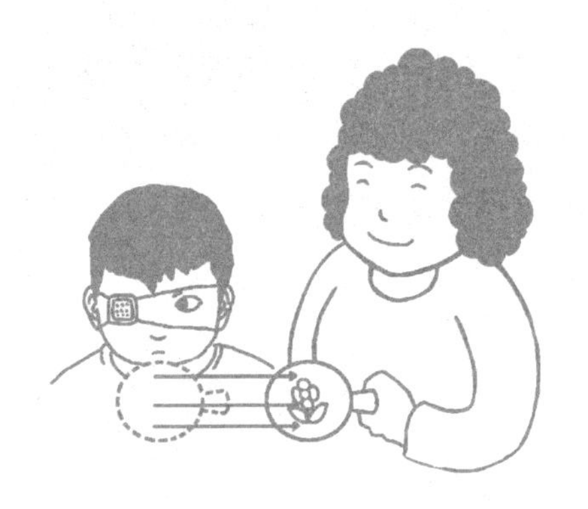

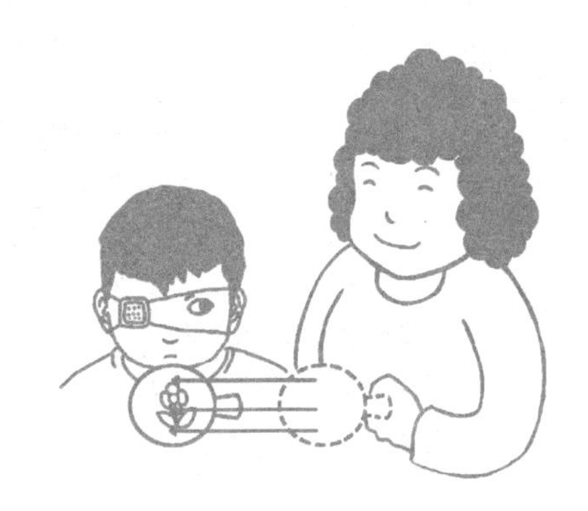

▲图21　拉风箱运动训练

拍子向对侧移动时，要超过孩子身体的中线。例如，眼外斜时，拍子要引导孩子眼睛尽量向鼻侧移动，这需要拍子从外侧经过孩子身体的中线。眼内斜时，拍子要引导孩子眼睛尽量向耳侧移动，这需要拍子从孩子身体的中线往外侧移动。

小一些的孩子可坐在妈妈腿上，由妈妈拿拍子移动；大一些的孩子，可自己拿拍子做运动训练。训练时，嘴里伴着声效语言："汽车来了，滴滴；飞机来了，嗡嗡；小狗来了，汪汪！"还可以唱着歌训练，以放松的心情使孩子眼睛向目标方向运动，每眼做3分钟，每日做4～6次。这种方法适合3岁以上的孩子。

转动风车训练

内斜视的孩子，可以进行转动风车训练：如果是右眼内斜，让孩子站在空地上，蒙住左眼，自己的右臂像一架风车一样，上下摆动或做划圈转动，右眼追随右臂运动。如果是左眼内斜，就蒙住右眼，左臂做风车转动，左眼追随左臂运动。训练时，可跟孩子说："找一找，有没有小鸟或蝴蝶飞来了，围着风车跳舞呀？"

玩球训练

大一些的孩子，可以和他们进行玩球训练，来纠正他们的眼位。和孩子玩足球、乒乓球，尽量把球传到与孩子斜视眼相反的方向，孩子要尽力去救球，眼睛会往那个方向转，对增强眼肌的肌力有好处。把纠正斜视眼位的训练，融合在游戏中、生活中，孩子会有兴趣，也容易接受。

想象的河流训练

内斜视严重的孩子，很容易出现眼睛和大脑的疲劳，通过想象的河流训练，可以让疲劳的眼睛和大脑得到放松。

让孩子闭上眼睛，想象站在小桥上。桥下是一条小河，打着旋涡向前流去。河床越来越宽，水中有很多鱼和水草，两条小船从眼前划过。河面越来越宽，变成了一条大河，向大海奔去。两条小船顺河道两边向前行驶，越来越远，一直行驶到天边。在蓝色的海面上，小船变成了左右两个小黑点。

融合功能训练

当斜视眼或弱势眼的视力提高后，还要让孩子具备双眼单视能力。眼融合功能训练，就是帮助孩子恢复双眼单视能力和立体视能力。

（1）同视机训练 在医生的指导下，在医院里用同视机进行治疗训练，可进行固视训练、同视功能训练、融合功能训练、立体视觉训练等，使双眼恢复同视功能，增加融合能力，建立立体视觉，每日1次。也可买一台家用同视训练仪，在家里做训练治疗，每日2次。需持续治疗数月，家长每天要给孩子督促，以保证足够的训练时间。

（2）其他各种训练仪 包括实体镜、立体镜、融合训练仪、融像卡片、立体卡片等。通过训练，使孩子掌握融像技巧，增加融像范围，提高融像速度。这种训练需在医生的指导下进行。

值得注意的是，采用上述融合功能训练仪治疗，都必须是在孩子弱势眼视力提高后进行，才能达到提高融合功能的效果。在医生的指导下，坚持数月，一般效果比较好，让孩子能够重新获得立体视觉，恢复双眼单视能力，使视力快速提升，增加视觉的清晰度。

7

配镜治疗

什么是非手术性光学矫正法

眼睛有了近视、远视、散光、弱视等，就会发生视力减低、视疲劳、看不清、头痛等症状，影响学习和工作，因此必须进行光学矫正，提高视力。光学矫正有手术法和非手术法两种。

非手术性光学矫正法包括两大类：第一类是各种框架眼镜，比如普通单焦框架眼镜、双焦框架眼镜、渐变多焦框架眼镜、防近视的框架眼镜等；第二类是各种接触镜，比如软性隐形眼镜、硬性隐形眼镜、角膜塑形镜等。这两种眼镜中，应用历史最长、范围最广的是框架眼镜。人们通常说“配镜治疗”主要指框架眼镜，接触镜是针对特殊人群使用的。

配镜治疗可以提高视力吗

配镜在治疗视力不良的传统疗法中，以其快捷有效、简单安全、花钱少、普通人都能承受等特点，占有重要的地位。与其他治疗方法相比，有其明显的优点。

（1）能提高各类屈光不正的矫正视力　立竿见影，效果确切。其他近视治疗方法，有的只适应部分近视，如手术；有的需长期坚持才能显效，并且疗效差异较大，如各种视觉训练法、自然疗法等。

（2）能适合不同年龄、不同身体状况的屈光不正群体　适应范围的广泛性，居所有方法之首。而手术疗法对近视者的年龄、眼睛状况有很高的要求，18岁以下、45岁以上的人都不宜进行近视手术。自然疗法在儿童青少年时期，效果显著，而成人使用此法，疗效不佳。

（3）安全性高　眼镜是戴在眼外的，不破坏眼睛本身结构；眼镜可以陪伴主人终生，而不会产生任何副作用。

配镜治疗可以治愈近视吗

虽然配镜治疗屈光不正有明显的优点，但它也有局限性。它的作用主要是帮助提高视力，既不能把近视眼“治愈”成正视眼或降低已有的屈光度数，也不能起预防作用、让近视度数不再增加。它仅仅是提高视力，帮助屈光不正者看清东西，解决生活学习看不清的困难，是眼睛的拐杖。

有的人以为给孩子配上眼镜以后，就万事大吉了。希望戴镜把眼睛“戴好”，不发展；或者埋怨戴镜把眼睛“戴坏”了，每年还在涨。这两种看法都不对。

确定为真性近视、远视或者散光以后，如果不用眼镜把视力提高到正常水平，孩子在朦胧视物中，既引起生活学习的困难，又引起视疲劳，心情烦躁，必定会使视力进一步恶化，屈光度数逐渐增加。

戴上合适的眼镜，本身有利于病情的控制，不会导致度数的加深。但在戴镜提高视力后，还必须注意改变孩子不良的用眼习惯，坚持用眼卫生，减轻视疲劳，才能避免近视度数的增加。度数增加快的孩子，有的是不注意用眼卫生，有的是学习负担太重，还有的是遗传因素的影响，这与戴眼镜关系不大。

如何为孩子配眼镜

（1）积极早期进行视力矫正 很多家长往往犹豫不定：“是否需要及时给孩子配眼镜？”答案是肯定的。如果早期矫治近视及角膜散光，避免物像在视网膜上形成朦胧影像，则能有效阻止近视及散光的发展。如果有了屈光不正而不及时配眼镜，眼睛看不清就要多用调节，或拿近物体以便看清，长期下去就是不戴眼镜度数也要上涨，而且比戴眼镜增加得还快。越能及时配上眼镜，越能早点减轻眼睛视物负担，再加上良好的用眼习惯，就能让孩子的眼镜度数保持在低度水平。

（2）准确验光，判断屈光状态 判断是近视、远视，还是散光；鉴别真假近视。

（3）挑选合适的眼镜架和眼镜片 合适眼镜的标准是加工精细、配戴舒适，能有效地提高视力。

单凭电脑验光不可信

眼镜是一种特殊的商品，千万不可以凑合配戴。验光是一个严谨的医疗过程，而不能仅仅单凭电脑验光，或插几个镜片，简单查一下视力，数分钟内就验完。现在市面上有一些小眼镜店打着“电脑验光、立等可取”的招牌，吸引图快捷的顾客，其实这只是招揽生意的商业行为。一套科学规范的医学验光，所需的时间至少是20～30分钟。

实际上电脑验光的度数普遍偏高，直接用电脑验光配镜，患者戴镜后经常头痛、视疲劳、精神不集中。这是因为单纯用电脑验光，就像用傻瓜相机给人照相一样，太程序化，不能完全反映个体的差异。另外，人的视觉除了与视力有关，还与人的心理接受能力有关，不是完全仪器化就能解决的。因此电脑验光有严重的局限，只能把它作为参考，还需验光师进行检影验光，顾客试戴镜片合适以后，才能出具验光配镜处方。所以提醒近视眼患者，不要单纯相信电脑验光。

另外，也切不可贪图便宜方便，在街边小店、小摊随意购买眼镜。有些小店不仅眼镜是从一些小厂或家庭作坊进货的，而且店里往往没有专业的从业人员，不做镜片光学中心移位，眼镜戴起来就很不舒服。要去正规的专业眼镜店配镜，这些店通常有具有验光资格证的验光师、培训上岗证的营业员、割片技术证书的工人和车间，有商品退换和维修的售后制度，这些都是保证眼镜质量的基本条件。

要区别真假近视

对于初次配镜的16岁以下的屈光不正者，必须做散瞳验光，才能获得准确的度数，这是精确的医学验光。不做散瞳，无法区别是真性近视还是假性近视。如果假性近视没有被验出来，失去了治疗机会，不需要戴眼镜的也戴上了，就使假性近视“固化”成真性近视了；真假混合性近视，真性近视度数较低的，会因假性近视度数的加入，而配高了。这些不合适的眼镜度数，会使孩子感觉不舒服、头痛眼胀，加快近视度数的增加。有青光眼家族史或房角窄、前房浅的孩子，可以用雾视法区别真假近视。

散瞳验光的好处

（1）可以提高配镜的准确性　眼睛的调节是由睫状肌收缩产生的，孩子的睫状肌力量比较强，尤其是10岁以下的孩子调节力很强，远视眼孩子睫状肌的调节作用就更强了。如果不散瞳，调节作用仍然存在而会产生部分假性近视。不作散瞳验光验出来的度数就包括两个部分：眼睛真实的度数和由调节产生的假性近视度数，如果直接拿这样的处方为孩子配镜，显然是不准确的。散瞳后就能去掉假性近视度数，只留下真实的度数，减少配镜误差。

（2）可以鉴别真假近视 散瞳前有度数，散瞳后调节作用消失，屈光度数随之消失，这就是假性近视；散瞳后，仍然存在近视度数的，就是真性近视了。

（3）其他 可以使隐性的远视屈光变成显性，提高远视眼诊断率。散瞳后瞳孔被放大了，还有利于眼底黄斑区的屈光检查。

在眼科，经常听到家长忧心忡忡地问："听别人讲，散瞳验光会把孩子的眼睛散得收不回来了。"这是对散瞳验光的误解，散瞳验光肯定不会对眼睛造成伤害。因为瞳孔由瞳孔括约肌组成，本来就具有暗处散开和亮处收缩的功能。散瞳只是用药物快速、充分地把瞳孔散大，以利于检查。其后药物的作用会慢慢消失，瞳孔自然可以复原。散瞳后到瞳孔恢复期间，由于调节消失，孩子能看清远物，但看不清近物，这是正常现象，家长不要担心。

散瞳验光的方式

散瞳有快散和慢散两种方式，分别是用俗称的"快散药"与"慢散药"进行散瞳的两种方法。虽然"快散药"与"慢散药"在起效快慢、作用时间的长短、麻痹睫状肌力量大小上有所不同，但它们都不会对眼睛造成伤害。

（1）快散药 常用的有托品酰胺、后马托品。由医生给患儿点用，共点4次，每次间隔5分钟，4次点完休息20分钟后，进行初查。8～10小时后，瞳孔可以缩小复原。第2天再复查，就可以配镜了。快散药的特点是散瞳后起作用快、过程短，对患儿学习生活干扰少。但由于此法不能完全麻痹睫状肌，不适合于调节力强的12岁以下孩子，只适合于12岁以上的近视眼患儿及15岁以上的远视眼患儿和眼科门诊检查用。如12岁以下孩子在上学期间，急需要眼镜者，也可用此法先配一副应急用，放假后再做慢散验光，配合适的眼镜。

（2）慢散药　常用1%阿托品眼药水或眼膏。由家长给孩子点用，每天点3次，连用3天后做第1次检查。散瞳21天后，再做第2次检查，叫复光，此时可拿到配镜的验光处方了。慢散药的特点是起效慢，持续时间长，作用力量强，可充分麻痹睫状肌，检查结果准确性高。慢散药主要用于12岁以下的近视眼患儿、15岁以下的远视眼患儿。但因为有较长时间影响近距离用眼，不适合上学期间使用，只能在假期使用。

散瞳验光的注意事项

（1）选择适宜的散瞳时间　散瞳期间会发生看不清楚近物的情况，因此，家长要选择合适的时间带孩子散瞳验光。上学期间使用快散药做散瞳，可利用周五或周六下午，此期间可以不看书，只看看电视或休息。在夜间睡眠时，药物作用慢慢消失，早上瞳孔恢复正常后，当天可以复光配镜。但12岁以下的孩子要用慢散药，3周左右后瞳孔才能复原，复光后配镜。如果孩子在上学期间散瞳，则无法看书写字，必须安排在假期进行。散瞳后瞳孔是逐渐复原的，前期看近物很困难，不要安排孩子学习。

（2）注意有无青光眼家族史　如有青光眼家族史，要向医生报告。有青光眼家族史的人，其前房较正常人浅，其房角比正常人狭窄。散瞳后会使前房更浅，并加重房角的狭窄，从而使房水通道受阻，有可能引起眼压升高。因此，主动向医生说明有青光眼家族史，可引起医生的重视，仔细检查前房，以决定是否能够进行散瞳检查。不能做散瞳的，要进行雾视法验光检查。

（3）用散瞳药期间注意观察　散瞳药可以通过鼻泪管被孩子鼻黏膜吸收，容易产生阿托品类中毒反应，其症状为颜面发红、口干、心跳加快等。因此，散瞳时，要用棉球压住孩子两眼内眼角处，防止药液流入鼻泪管。不论是在医院、眼镜店还是在家里做散瞳，家长都要注意观察孩子的表现，如有颜面潮红、心跳加快、口舌发干、头痛、眼痛时，要及时报告医生。

（4）散瞳后一定要复光　有的家长一听配镜还要再来一次，就着急了："我没时间，今天就配好，行不行？"不行！也就是说，散瞳当天的屈光检查度数不能用于配眼镜，必须等瞳孔复原后再复光，这个复查结果才能用于配镜。因为瞳孔散大后，原来被瞳孔遮盖部分的屈光介质暴露出来，其反映的屈光，会增大眼睛的球面差，所以散瞳时查的屈光数与瞳孔正常时真实的度数有出入。用复光前的度数配的眼镜，戴起来不舒服。有些家长为省这点时间，少跑一次，结果孩子戴着眼镜眼睛老是不舒服，花的时间更多。因此不要怕麻烦，要重视复光，复光后的度数才能用于配镜。

（5）散瞳后要避光　孩子散瞳后，有畏光现象，要注意避光。夏天带孩子做散瞳检查后，要戴上宽檐帽和墨镜。慢散的第1周，瞳孔开得最大，要让孩子减少户外活动。

哪些孩子需要做雾视法验光

对于有青光眼家族史的孩子，或者前房浅不宜做散瞳的孩子，还可以用雾视法验光，可缓解眼睛睫状肌的紧张状态，使眼睛的过度调节得到放松。对孩子来讲，得出的验光结果比普通验光法要准，但不如散瞳法准确性高。

方法是让患儿戴一定度数的凸透镜，如300度左右的老花镜，持续20～30分钟，使其眼睛看远不清楚，但可以看到物体的大致情况，如同处于大雾之中，故称雾视法。雾视后，取掉雾视镜片后，马上查视力，如果视力恢复正常，近视屈光度消失了，即为假性近视。如果视力比雾视前提高了，但达不到1.0，近视屈光度有部分降低，就是真性近视和假性近视的混合性近视。如果视力照旧或下降，屈光度不变，则为真性近视。

此法通过雾视前后有无视力的变化来检查，但查视力要迅速而熟练，因为在拿掉雾视片后，已放松的调节易于反弹出现。所以如果检查方法掌握不当，结果容易有误差。该法只用于粗测有无假性近视。当怀疑孩子是假性近视时，只要孩子眼睛情况允许，还是应该做散瞳鉴别，比较可靠。

验光时眼睛应处于良好状态

有些孩子学习一天了，下午6点放学后，才急匆匆去配眼镜。看一天书或玩一天电脑后，眼睛已经很疲劳。在疲劳时配的眼镜，度数必然偏高，当疲劳消除后，戴起来就不合适了。一检查往往是配深了，这说明过度疲劳会影响验光的准确性。所以，验光前一天要休息好，最好第二天清晨或上午去配镜。长途旅行、熬夜等疲劳时期，不要验光。眼睛有炎症或孩子生病期间也不要验光。

要充分地向验光师提供信息

配镜时，要尽量全面地向验光师介绍孩子的相关信息和要求。

（1）年龄　是小学、中学、中专或体校还是艺校学生等。

（2）眼镜使用的场合　是走路用、看书用还是看电脑用等。

（3）用眼镜的频率　是经常用还是偶尔用等。

（4）对矫正视力的期望值　一般视力矫正到1.0即可。如有特殊要求，要向验光师说明，如希望将视力矫正到1.5。

（5）对眼镜档次的要求　镜架是一般的还是好一点的，要树脂片还是玻璃片等。

要正确掌握试戴方法

验光师查出度数后，会让孩子戴上试镜架，试戴10～20分钟。初次配镜者和度数变化较大者，刚试戴时眼睛会不太舒服，但过一会儿不舒服的症状就没有了。这说明所验度数是合适的，只是刚开始不适应罢了。而有些配镜者刚戴上很好，过一会儿眼睛发胀、头晕，看久会疲劳。这说明所验度数不太合适，需要验光师重新调整度数。

有的配镜者试戴时，光坐在椅子上不动，这是不对的。试戴近视镜时，应该看远处，看看远物是否清晰，走走转转，看看地面是否平整，上下楼梯是否会头晕。试戴远视镜时，应该用自己平时学习的距离，看看书报，是否清晰。

试戴时不要过于着急，要试戴一段时间才能感觉出是否真的合适。试戴时眼睛有任何不舒服，都要马上提出，验光师可以为配镜者微调度数，或者微调散光的轴位。有的配镜者很性急，稍稍看一下，就连连说可以了。这样往往当眼镜做好以后，戴几天又不合适，但木已成舟了。

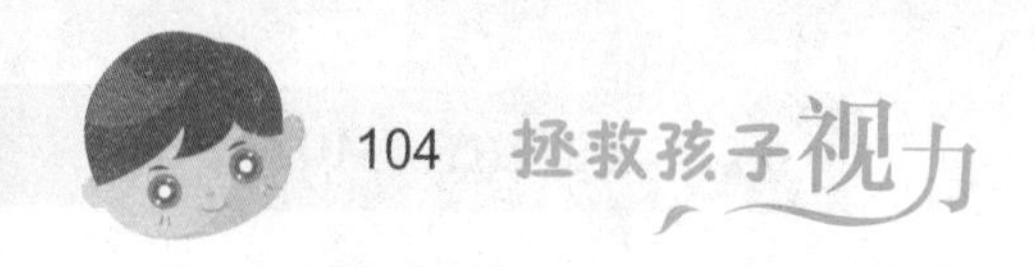

如何看明白验光单

由屈光不正引起的视力下降，通常都可通过验光配镜得到提高。验光单也叫验光处方，是配眼镜的依据。要看明白一张验光单应先了解验光镜片。验光镜片的性质分成3种：凹球镜片、凸球镜片和散光镜片。

矫正近视眼戴凹球镜片，以“－”表示镜片性质；矫正远视眼戴凸球镜片，以“＋”表示。仅用于近视或远视度数的镜片，叫单纯的球镜片，以“DS”表示。用来矫正散光的镜片叫散光片，以“DC”表示，散光也有远视、近视之分，前面也要加“＋”或“－”符号。散光片还有轴位区别，因此，后面有“×”及方位数，表示在眼球表面哪一个方向有散光，即是散光的轴位。

镜片的度数有大小，代表配镜者该眼屈光力的大小。验光单上，在“－”或“＋”后面的数字，就表示镜片的屈光度数。在处方中，通常先写右眼的验光结果，用“右”或“O.D.”“R”表示，左眼用“左”或“O.S.”“L”表示。

了解了上述这些以后，就可以看懂验光处方了。例如：

【处方1】O.D.：－3.75DS＝1.0，是指右眼近视375度，戴镜后视力矫正后可达到1.0。

【处方2】O.S.：＋2.50DS＝1.0，是指左眼远视250度，矫正视力为1.0。

【处方3】L：－3.00DS－0.50DC×180°＝1.0，指左眼近视300度并联合近视散光50度，散光的轴位在180°的方向，矫正视力是1.0。

【处方4】R：＋2.00DS＋0.75DC×90°＝1.0，指右眼远视200度并联合远视散光75度，散光的轴位在90°的方向，矫正视力是1.0。

眼镜的度数多高合适

有的家长担心孩子眼镜度数增加太快，希望给孩子配的眼镜度数越低越好；另有家长又担心孩子看不清楚，希望给孩子度数配高，以使矫正视力到1.5。这两种情况都不可取，要遵照正确的验配眼镜原则：近视眼的配镜原则是获最佳矫正视力的最低度数；远视眼的配镜原则是获最佳矫正视力的最高度数。所谓最佳矫正视力，是指矫正视力达到1.0即可，而不是1.5。1.0是正常视力的标准。

配近视镜度数过低仍看到的是模糊影像，反而最容易促进近视的发展；度数过高增加了调节，同样可以造成视疲劳，导致近视的进一步发展。配远视镜度数过低，不能有效地减轻眼肌的调节，仍然会引起视疲劳。

认识新眼镜的适应期

新配的眼镜和眼睛有1周的适应期，就像新鞋和脚有磨合期一样。尤其是眼睛的视物过程不单是眼睛屈光的物理作用，还有心理因素的参与。举个常见的例子：有的人旧眼镜戴了很多年，镜架已变形，两边高低不一，矫正视力也只有0.6。新配的眼镜矫正视力1.0，戴上也舒服。但他总觉得新眼镜不如旧眼镜舒服，尤其是度数或者散光变化大的人，年龄大的人更明显。这是什么原因呢？因为人对眼镜矫正的接受程度不单单有镜片度数准与不准的物理因素，还有心理因素的参与。眼睛已经习惯了不平整的旧眼镜，习惯了不清楚的影像。现在一旦纠正了、清晰了，人们总觉得有点晕、有点晃，反而会觉得不习惯了。但只要验光和加工都正确，经过1周或更长时间的适应，心理上就会慢慢接受，就会体会到新眼镜带来的光明。如果适应 1 周以上，孩子眼睛仍感觉不舒服，就要到眼镜店去查一查：验光是否正确，镜片度数、轴位的加工是否正确。如果差距太大，就需要重配。

孩子应该每半年验光一次

儿童青少年时期眼睛在发育阶段，眼屈光状态变化快，有屈光异常的孩子应该每半年验光一次。度数有变化，要及时更换镜片；度数没有变化，还可以继续戴原来的眼镜。

学龄前儿童如有严重远视、弱视，3个月就应重新验光，及时更换镜片。

孩子一两年不做验光检查，老是戴着同一眼镜，对眼睛有害无益。过高或过低的度数，都会增加孩子的视疲劳，加快度数的发展。通过验光，也能监测孩子视力变化的情况，提醒孩子注意用眼卫生。

如何为孩子配一副合适的眼镜

得到准确的配镜处方后，正确科学地选择眼镜架和眼镜片也很重要。有的人对配眼镜很不重视，随便在商店或摊贩处买一副，或拿别人的眼镜乱戴，这种做法很不妥当，其结果只能是加重视疲劳，使视力越来越差。

配一副合适的眼镜，首先要选好镜架。眼镜架因材料、工艺、品牌、款式的不同，其价格和美观程度也不同。制作眼镜的材料有很多类，根据孩子的脸型，选择式样、颜色适合孩子的框架。中小学生适合选择合成树脂架或金属架。其次要充分考虑镜片的光学要求，加工时，镜片光学中心必须与瞳孔中心一致，否则镜片出现三棱镜效应，会干扰视觉功能，戴镜后会出现头晕、目眩、视物变形、眼睛酸胀、易疲劳等。因此，要在能保证加工质量的正规眼镜店配眼镜。

眼镜架有哪些种类

眼镜架主要有树脂架和金属架两类。

（1）树脂架　也叫塑料架。醋酸纤维架是国产塑料架的主流，适合儿童，价格从几十元到一两百元不等。它颜色丰富，款式繁多，镜架轻，价格普遍低于金属架。按不同制作工艺，又分成板材架和注塑架。板材架韧性、着色度和价格皆高于注塑架。地摊上十几元一副的塑料架，来自于家庭作坊，是已被淘汰的赛璐珞架子，质量很差，缺乏柔韧度。

（2）金属架或合成金属架　因材料不同，价格差异很大。适合孩子的金属架，主要有镍合金架和钛金属架。

① 镍合金架：是目前金属架的主流。镍合金架耐用，价位和款式选择空间大。不足之处是镜架表面的镀膜层容易褪色，镜架分量重，有些孩子对其有皮肤过敏现象等。

② 钛金属架：是目前材料较好的镜架，分为纯钛架和钛合金架两种。纯钛架呈银白色，重量轻，弹性好，不易过敏，不褪色；缺点是断裂后不易粘接。钛合金架既有纯钛的优点，断裂后还可粘接，颜色五彩缤纷，价格比纯钛架低。中学生可选择200元左右的钛合金架。

眼镜架有哪些款式

适合孩子的款式有全框架、半框架、无框架等。

（1）全框架　有树脂架和金属架，适合所有的孩子，镜架稍重。

（2）半框架　只有金属架，上部是金属框，下部由尼龙丝固定。镜架轻，戴镜者脸部显得通透。但度数低于3.00D者不能使用，镜框下半部太薄，无法开槽，不能用。

（3）无框架　无框架美观轻巧，要直接在镜片上打孔，镜片不能太厚或太薄。镜片太薄，容易破裂；镜片太厚，难看。稳定性差，也易变形。此种框架只适宜2.00～5.00D的镜片。

按镜架的形状，还可分为方框、圆框、长圆框、扁圆框、多角框等，要根据脸形需求选用。

如何识别眼镜架标识

正规厂生产的眼镜架，在镜腿内侧或鼻支架处，有一些标识。

（1）品牌标识　名字用拼音或英文字母表示，进口架还有产地名。小作坊生产的“三无”产品，没有品牌标识。

（2）镜架尺寸标识　例如，标为48-17-135，48代表镜框大小，17代表眼镜鼻阔（鼻托间距）大小，135代表镜腿长度，单位是毫米。这些标识的作用，是帮助配镜者选择与其瞳孔距离、脸型大小相匹配的镜架。正规眼镜店的营业员会帮助配镜者进行选择。

（3）材料标识　如为纯钛架，标有“TI-P TITAN”，表示除鼻支架、铰链和螺丝外，其他均为钛制作；标有“TI-C”，表示镜架的一部分由钛制作。如果营业员告诉你是纯钛架，但镜架上没有标识，多为伪劣低质产品，购买时要小心。

注意瞳孔距离与镜框大小的关系

眼镜片的光学中心要和配戴者的瞳孔中心相吻合，眼睛才会舒服。成品镜架不可能与每个人的瞳孔距离大小相符，加工时要依顾客的瞳孔距离，做镜片光学中心移位，移位越少的镜片戴起来越舒服。最大的光学中心移位不能大于3毫米。

在正规眼镜店里，营业员会测量配镜者的瞳孔距离，据此帮顾客选择大小合适、与脸形相匹配的镜架。不规范的店不做镜片光学中心移位，随便顾客挑框架，就很难保证戴镜后的舒适度。这是区别眼镜店水平高低的方法之一。

如何为孩子挑选镜架

在为孩子选择眼镜架时，要了解以下主要因素：

（1）识别眼镜架标识　注意选择与孩子瞳孔距离相匹配的镜框。

（2）儿童最好选择树脂架　树脂架轻，价格低廉，鼻托低，适宜于儿童使用，因为架轻的眼镜不影响儿童鼻骨发育；金属架偏重，也容易引起鼻托过敏和压迫鼻骨。儿童发育期眼镜更换频繁，不需要价格昂贵的眼镜。

（3）度数高的要选小框塑料架　孩子有高度近视和高度远视时，其镜片必然较厚，皆宜用小框塑料架。架小镜片小，重量轻，且塑料架对镜片的固定性也比金属架好。

（4）要根据脸形来选择镜架　圆脸不要选择太圆形的，长脸不要选择太长形的，镜架要对脸形有修饰美化作用。

（5）要看镜架是否合适　为孩子选好镜架后，要戴上看看是否与鼻面相贴，镜腿的长短是否合适。孩子好动，镜腿末端要穿入松紧带，以免滑掉。

镜片有哪些种类

适合孩子的眼镜片材料有玻璃镜片、光学树脂片。

（1）玻璃镜片　玻璃镜片的种类很多，如普通片、变色片、染色片、高折镜片、加膜片等，价格从几十元到几百元不等。它们各有不同的特点。

① 普通片：又分为光白片（无色）、克赛片（淡粉）、克斯片（淡蓝）。孩子宜用白片，白片透光率高于有色镜片，可达91%以上。有色片起装饰作用，青年人爱用。

② 变色片：镜片见室外光就变色，有茶片和灰片，适合夏日户外用。

③ 染色片：无色玻璃里加入着色剂，使玻璃呈现不同颜色，并能选择性地吸收和过滤不同的单光。用来遮光防尘，如儿童防护目镜。

④ 高折镜片：就是超薄片，能减轻重量，减少周边像差，提高舒适度。镜片都是呈半弧形的球面，周边较中心部厚，周边镜片成像的清晰度低于中心部，这就叫周边像差。镜片越薄，周边像差就越小。超薄片比同等度数的普通片要薄1/5，超超薄片则要薄1/3，重量大大减轻，周边像差也大大减少，所以戴超薄片比戴普通镜片要舒适得多。因此，眼镜度数在400度以上的，应该选择超薄片，在600度以上的，要选择超超薄片。

⑤ 加膜片：在光学玻璃的表面，用真空镀膜的方法，镀上不同功能的膜层，以提高镜片的综合质量。例如，减反射膜可以消除镜片反射光，使透光率从91%提高到98%，如偏光镜和抗疲劳镜；憎水膜可以防水防雾；防污膜可防油渍。儿童是否用加膜片还要根据家庭的经济条件来考虑。

（2）光学树脂片　树脂片是由高分子有机化合物经模压或注塑成型的。其优点是重量轻，约为玻璃片的一半；抗冲击性强，是玻璃镜片的10倍；透光度好；有吸收紫外线的能力；有极佳的着色力，可染成五彩缤纷的颜色。缺点是硬度低，易划痕磨毛；不耐高热，易变形；同等度数的树脂片比玻璃片要厚一些。为克服其缺点、提高其质量，树脂片的表面也可加各种膜，除加憎水膜、防污膜外，还可加硬膜以提高镜片的硬度，使其接近玻璃硬度；加抗辐射膜，可抗电脑辐射；做太阳镜、运动镜用的树脂片可加多层反射膜，能增加透光率，防紫外线；加缓冲膜可增强抗冲击力。

如何为孩子挑选镜片

（1）树脂片的选择　如经济条件允许，孩子尽量选择树脂片，重量轻，不压迫鼻骨。但孩子不善于保护眼镜，要选择加硬片，提高耐磨性。

按镜片折射率的高低划分，有高折片、中折片、低折片，价位也是从高到低。高折片也叫超薄片，适用于4.00～6.00D屈光度；超超薄片适用于6.00D以上的屈光度；中折片适用于2.00～4.00D的屈光度；低折片适用于1.00～2.00D。

同等度数树脂片要厚于玻璃片，选择树脂片的同时也要考虑镜架的匹配。如度数高的不要用半框架，看起来不美观，而全框架能遮挡厚镜片的部分边缘。

染色片是在树脂片里加上各种色彩，有儿童用的春秋季遮阳镜，但不防紫外线。

（2）玻璃片的选择 玻璃镜片重但价格低，如把度数和框架选择结合考虑，可扬长避短，比较实惠。

例如，屈光度在3.00D以下的，可以选择小框架加玻璃片，重量轻，价格便宜。如果用不加膜玻璃片只要几十元，就更经济，适合于经济不宽裕的学生。高于3.00D，要用超薄片加小框架，玻璃超薄片比树脂超薄片要薄得多，外观比后者好，价格也低得多，但重量比后者重，选小框架可以减轻重量。3.00～6.00D的玻璃片可用半框架，也会轻一些。如果孩子能小心使用不打碎，也是一个省钱的选择。

近视眼镜的正确配戴方法

（1）对近视眼镜矫正视力的要求 验光时，应选取使矫正视力达到1.0的最低度数镜片，度数过高会引起调节过强产生视疲劳。人眼标准远视力水平是1.0，因此配戴眼镜后矫正视力能达到1.0即可。除特殊情况对视力有特殊要求外，一般不要盲目地将视力矫正到1.2甚至1.5。否则不仅因度数增加，镜片加重，而且视近时调节增加，会引起视疲劳，镜片的花费也会因此而加大。一般轻度和中度近视，均可矫正到正常视力1.0，但高度近视常由于眼底病变、晶状体或玻璃体浑浊，得不到满意的矫正效果。高度近视的度数常不能全部矫正，必要时可按检查所得度数减去若干度数，使其适宜于读书写字。

（2）近视眼镜应经常戴用 有人认为“配好眼镜不要经常戴，否则会让眼镜摘不下来了”，这是错误的。眼镜是眼睛的一副拐杖，配好后应该经常戴，以减轻视疲劳。也有家长说：“我孩子戴上眼镜后，怎么度数还在一个劲儿地往上涨？如果不戴，可能度数还不会涨得这样快！”这是认识上的误区。戴眼镜的作用仅仅是提高视力，减轻视疲劳，它既不能治愈近视，也不能阻止近视的发展。度数加深不是因为戴眼镜，是因为孩子原有的不良用眼习惯没有改变，又加上用眼过度而引起的。如果以为配上眼镜就一劳永逸了，原来的用眼习惯一点不改，眼镜度数不增加才怪呢！

（3）不同度数近视眼者戴镜的方法　有的孩子裸眼视力有0.8左右，配戴的眼镜度数只有一二百度且无散光，两眼度数相差不大，他们平时应该如何戴眼镜呢？这些孩子在上课、看电视、看电影、去商店买东西等需要专注看物时，都应该戴眼镜。而在走路、户外玩耍时，面对的是开阔的空间、庞大的物体，不需要太专注即可看清楚，这种情况下0.8左右的视力就够用了，不戴眼镜也可以。度数在3.00D以下，调节力好，看书可不用戴眼镜，如果戴上300度近视眼镜看书，反而需要晶状体变厚，动用300度的调节力，长时间戴镜看书引起眼肌疲劳也会加快近视发展。两眼度数相差大，或度数高于3.00D者，或散光在1.00D以上者以及高度近视者，看近看远都应该经常戴眼镜，才能减轻视疲劳。因为人们从早晨起床到晚上睡觉，每时每刻都要用眼睛看东西，时戴时不戴会给眼睛的调节造成很大的负担，使度数增加加快。

远视眼镜的正确配戴方法

孩子的远视不及时治疗，会影响孩子视功能的发育。而远视主要靠配戴凸球镜片来矫正治疗，为孩子配一副合适的远视眼镜，并正确地使用眼镜，不但能提高矫正视力，更重要的是能避免视力下降，避免产生弱视。要注意以下几点：

（1）远视眼孩子强调散瞳验光　远视眼因时时要动用眼睛的调节力，因此，是否作散瞳验光，对眼镜度数准确性的影响，要比近视眼大得多。在散瞳前，有部分远视度数是隐藏起来的；散瞳后，这部分隐性的远视度数才显示出来。所以，儿童近视眼散瞳后的度数，有降低的现象；而儿童远视眼则相反，散瞳后的度数，往往高于散瞳前。因此，远视眼更强调做散瞳验光，才能得到准确的度数。对15岁以下的远视眼，初次验光应该做慢散瞳验光，10岁以下远视眼，每半年的复查验光也应做慢散。要复光后才能得出验光处方。

（2）对远视镜矫正视力的要求　验光时，应采用使远视矫正视力达到1.0时的最高度数镜片。远视眼时时都需要运用眼肌调节才能看清，因此要把远视度数给够，才能最好地缓解视疲劳。高度远视眼的儿童应该戴高度数眼镜，初次不能耐受，可先降低度数，以后再慢慢增加度数。戴降低度数镜，视力有可能提高不多或不提高，家长不要性急，还是要劝告孩子坚持戴镜，这样可以减轻些视疲劳，并有助于过渡到戴自己真实的高度数镜片。

（3）及时换镜 16岁以下的远视眼，每半年要重新验光更换镜片。因孩子的远视度数会随身体的发育而逐渐下降，不及时更换，会造成矫正过度的人工近视。

（4）远视镜的戴法 远视度数大于3.00D，远视近视均应经常戴镜，度数小于3.00D的，看近戴，看远可不戴。

（5）远视镜的选择 远视镜是凸球镜片，镜片比近视镜片要厚。为孩子选择镜架应尽量用塑料小框镜架，镜片用树脂片，这样眼镜比较轻，镜片也不容易打碎。因儿童远视眼镜半年就要更换，眼镜的价钱不要选择太贵的。

（6）防止发生弱视 要及早发现幼儿的远视眼，及时矫正，防止视力减退。一些中高度以上的远视眼患儿，孩子过了幼儿期，家长才带其配镜，此时视力往往不能矫正到正常，易形成弱视。

哪些远视眼孩子不需配镜

下面两种情况的远视眼孩子，不需配戴远视镜：

（1）有轻度远视眼的6岁以下幼儿 如没有斜视、视疲劳现象，属生理性远视，随年龄增加远视现象会自动消失，不需要配镜治疗，但需要每年检查视力发展情况。

（2）远视度数在2.00D以下的孩子 如视力正常，无内斜视、视疲劳现象，身体健康状况良好，也不需配镜治疗。

散光眼镜的正确配戴方法

配戴散光镜是治疗散光最常用、最有效的方法。配戴方法如下：

（1）有视疲劳的散光度数要加上 凡是孩子有视疲劳和视觉干扰现象时，如果验光有散光，不管度数大小，都应该配散光镜治疗。临床上经常可以看见，有人仅有50度的散光，不加散光度数就看不清，加上散光度数眼睛就很舒服。这种散光度数虽然很小，但只要加上能提高视力，配镜时均应加上散光度数，以减少孩子的视疲劳现象。

（2）保证散光度数和轴位的准确　散光镜是有轴位的圆柱镜片，其轴位对散光的纠正有很大影响，轴位稍微不准确，就会使眼睛不舒服，产生新的视觉干扰。所以，验光一定要保证轴位和度数的准确，配镜时要认真试镜，体会眼睛的感受，多与验光师交流，以减少误差。验光时，如散光度数超过300度，又是初次配戴者，眼睛出现严重不适应，应告诉验光师以调整度数，可以采用对生活影响较小的矫正视力，尽量先配低度的散光镜片，适应后再慢慢提高度数。

（3）散光镜的适应　初次配散光镜，即使验光和加工正确，部分人眼睛可能也会有些不适。如果验光很准确，不适应的感觉又不很严重，应坚持戴约 1 周即可适应。

（4）散光镜的戴法　新配的散光眼镜，应该不分看远看近，尽量经常使用。

哪些散光眼孩子不需配镜

有3种情况的散光眼孩子，不需要配散光眼镜：

① 儿童生理性散光，在0.25D左右，没有视力下降，没有视疲劳，没有视觉干扰现象，可以不做配镜治疗。

② 儿童远视（近视）并有0.75D以下的轻度散光，验光时加上散光片，视力没有提高，或者加上后自觉眼睛不舒服，宁愿不加散光片，只用单纯的远视（近视）片即可。

③ 有高度散光和不规则散光的孩子，配戴框架眼镜，往往产生影像畸变和很难耐受的视觉干扰，也暂时不适合配镜，有自理能力后，可以考虑配接触镜。

斜、弱视眼孩子配戴眼镜方法

屈光不正会使患儿视网膜上成像不清晰，是产生弱视的重要因素。通过配镜，使视网膜能接受外界物体清晰的光影刺激，提高神经细胞的视功能，达到治疗弱视的目的。

（1）重视验光　要去正规的眼镜店验光，16岁以下的孩子要散瞳验光，要配合验光师做到准确验光。如同发育期的孩子半年要换鞋一样，孩子的眼睛每半年也要重新验光配镜。

（2）双眼屈光不正性弱视　眼镜要度数配足，而且要全日戴。把孩子从朦胧的世界中解放出来，不要时戴时摘。

（3）屈光参差性弱视　度数相差小于2.50D，双眼图像还可以融合为单像；度数大于2.50D，两个图像不能融合，屈光度高的眼（视力弱一点的眼）又容易被压抑，就需要把屈光度数高的眼降低一些度数，以保持两眼镜片度数的平衡，半年后再慢慢上升到应有的度数。

（4）单眼性弱视　在刚开始配戴眼镜时，弱视眼视力矫正提高不理想，甚至仅提高视力表一行或不提高，但也应该从全日全矫戴镜开始，并配合其他治疗，使视力逐渐提高，逐渐换镜片。家长切不要看提高不大，就不重视孩子戴镜。

（5）斜视性弱视　配镜除了提高视力，还要考虑减少斜视度，如戴三棱镜片的治疗或手术治疗。

低视力孩子配戴眼镜方法

低视力的孩子，用常规的验光配镜法，不能提高视力，他们需要特殊的配戴眼镜的方法。

① 采用特殊的验光检查，结合患儿最需要的视力要求，借助于光学透镜，提高残存的视力。

② 光学眼镜难有效果的，要借助于助视器，去放大注视目标的影像，或增加注视物体的对比度，从而改善患儿的视力。

孩子戴眼镜的注意事项

（1）要注意保护眼镜　良好的矫正视力，除了正确的验光、配镜外，还要有优质的镜片保障。因此，作为光学用品，眼镜配戴者要注意眼镜的保养和镜片的维护。眼镜镜片很脆弱，一旦镜面有划痕，就会明显影响到光学矫正性能，不仅起不到良好的改善视力作用，反而会造成一系列视疲劳的表现。

（2）正确拿取眼镜　戴眼镜时，应该双手平取、平戴。因为单手取戴，容易使镜架变形。要用镜布擦拭镜片，不要随意用其他物品擦拭。玻璃片易碎，在不用眼镜时，要将其放在硬质的镜盒里。

（3）防止树脂片磨毛　树脂片的耐磨性比玻璃片差，容易磨毛。要用树脂片专用镜布擦拭，防止给眼镜造成划痕或磨毛。也可以在晚上临睡前，用指腹蘸点洗洁精，擦洗镜片、镜架，然后用水冲净，让镜架在桌上自然风干。树脂片不耐磨，镜面不要在桌面摩擦。树脂片长时间使用后，其透明度会降低，一旦发现镜片“超期服役”，就要立即更新，以每2～3年更换1次为宜。

（4）要定期验光　孩子最好每半年验光1次，并及时更换眼镜。

（5）不要戴别人的眼镜　不要随便戴别人的眼镜，每个人的瞳孔距离不一样，如果戴用别人的眼镜，镜片的光学中心和自己的眼睛瞳孔距离不一致，会使眼睛受伤害。

什么是少儿近视控制眼镜

眼睛看近物时与看远物时，需要的调节力不同。成人调节力不强，看远和看近调节力的差距不明显。儿童调节力强，长时间近距离用眼，容易调节过度，这是近视加深的主要原因。儿童看远和看近时，需要的调节力有明显的差距，也就是说，儿童看近与看远，实际上需要不同度数的眼镜。普通的近视镜不能满足这个要求。根据这个原理，我国对少儿近视控制眼镜的研究，一直在持续发展。

20世纪80年代，曾经推广过“云雾镜”，即让小学生在看书学习时，配戴＋1.50D的低度凸球镜片，用以减轻儿童看近时的调节过度，防治近视眼的发生。但云雾镜只适合正视眼的孩子，近视眼的孩子无法重复戴两副眼镜。

后来又出现儿童的“双焦眼镜”，即按照孩子不同的屈光度设计的具有两个焦点的眼镜，即镜片上半部是平光（正视眼）或近视度数（近视眼），下半部是加上＋1.50D的镜片。正视眼的孩子使用可以预防近视产生，近视眼的孩子用了可以减缓近视度数的发展。双焦眼镜价格低，适用于普通家庭。但镜片上下两半部有明显的分界线，外观不好看，而且只有两个焦点，视觉从远到近变化太突然。现在市面有些冠以“学习用眼镜”之名的眼镜，其实同云雾镜和双焦眼镜的原理一样，即学习镜就是上半部是没度数的平光镜，下半部＋1.00D镜片是用于看书、写字、看电脑时使用的，就是说用凸透镜100度来代替眼看近时晶状体凸起产生100度的调节力，也可以说是让晶状体少用100度的调节，这样在近距离用眼时，就可以减少眼肌的收缩，从而减少视疲劳，起到预防近视的作用。学习用眼镜比双焦眼镜片的进步是看不见两半镜片的分界线，但上半部因是平光片，也只能用于正视眼学习时用，下部镜片度数也不可太高。

随着科学的发展，现在又有了“儿童渐近眼镜”，也叫“多焦点渐近眼镜”，简称“MC眼镜”。顾名思义，渐近眼镜片，就是从上到下有两个以上焦点，孩子在看远距、中距、近距不同距离时，都能得到清晰的焦点。

什么是MC眼镜

MC眼镜，也叫多焦点渐进眼镜，是高科技的产物，也是目前少儿近视控制眼镜中最好的一种。MC眼镜，一副镜片从上往下有数个焦点，就是从看远，逐渐过渡到看中、看近时，是使用镜片上不同焦点、不同度数的光区来看清楚的。在镜片上方看远区和下方看近区之间，即在镜片的中央部分，度数是逐渐过渡的，称为渐进带或过渡槽。在渐进带的两侧区，叫像散区，东西是模糊的（图22）。MC镜片采用高科技制作，外观和普通片一样，看不见不同光区的分界线，比双焦眼镜美观得多。因是按照孩子眼睛状况制作的，所以能适用于近视眼。

近视孩子的MC镜片，看远区的度数和自己验光得到的度数一样。但在看中距时，MC镜片采用特殊的技术，使度数逐渐减少，在下方看近的光区，减掉150度的近视度数，也就是加上＋1.50D远视度数，就可以减少眼睛150度的调节，从而使孩子看近时，眼睛少用150度的调节力。这就缓解了孩子看近事物容易调节过度的问题，放松了紧张的眼肌，减缓或控制了近视度数的上升。

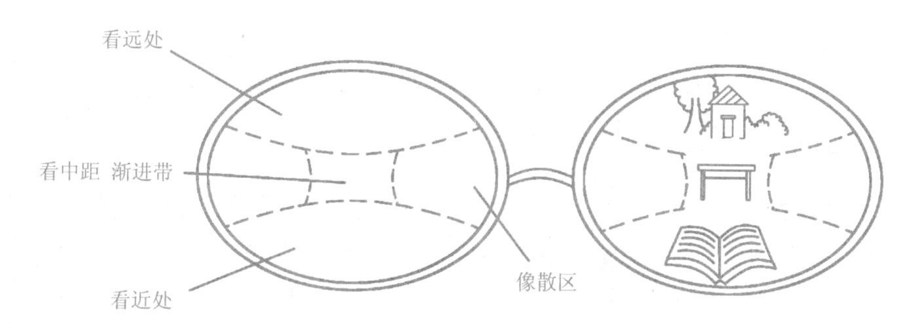

▲图22 MC眼镜图示

MC眼镜价格比较贵，适用于控制近视发展，特别适于中高度近视的孩子使用。

MC眼镜的功效

专为青少年学习活动设计的MC镜片，属硬树脂镜片，较普通树脂镜片更轻薄，不易打碎，更安全。MC眼镜有如下的功效：

① 有超宽的远用区，使孩子无论学习还是户外活动，均能自如配戴。

② 有超宽的近用区，使孩子看书时不仅眼睛舒服，浏览的页面范围也更大。

③ 有超短的渐进带，使孩子只需稍微向下转动眼球，就可以达到近用区 。

④ 如果使用MC镜片时再配小框架，还有利于纠正坐姿。因为镜片两侧有像散区，凡歪头或斜视看书，均感觉模糊，这就迫使孩子为得到清晰的视野，而坚持正确的阅读姿势。

⑤ 经眼科专家试验观察，中小学生如果能较长时间配戴MC眼镜，确有部分预防近视发生和发展的作用，并且对视觉的发育没有不良影响。但由于价位比较高，孩子眼镜更换也比较快，不容易普遍使用。

MC眼镜适用于什么人群

MC眼镜适于8～18岁、屈光度＋0.50～－6.00D、散光小于－4.00D的青少年使用。MC眼镜也可作为单纯的外隐斜、单纯内隐斜等双眼视觉功能异常者的治疗镜。

那些“近视治疗镜”，也是根据这种原理制作的。但它是在平镜（无屈光度）的基础上，在镜片下方加＋1.50D。看远的镜片上方是没有度数的，因此不用验光，只适合正视眼的孩子。有屈光不正的孩子，只能戴上后看近，能减轻些调节力；但上部没有度数，他们戴上后，看中距、看远距均不清楚，还得换戴上近视眼镜，两副眼镜来回换用很麻烦。有近视眼的孩子，还是应该验光后，加上自己的屈光度配MC眼镜。

MC眼镜能保证孩子不近视吗

从MC眼镜设计的原理看，在调节力较强、用眼较多的中小学生中，如较长时期配戴MC眼镜，的确有预防近视发生和减缓近视发展的作用。或许因为MC眼镜被称做少儿近视控制镜，给了很多家长一个错觉，以为只要给孩子买上这个，就不得近视眼了，孩子的眼睛就保险了。有不少商家也以“戴上保证不会近视”“戴上近视能治好”“戴上近视就控制住了”来误导消费者，甚至还拿出了一些所谓的病例。事实真是这样吗？

事实上，有一些买了MC眼镜的孩子，眼睛的度数仍然在较快增加。为什么呢？因为MC眼镜只能为戴镜者减轻看近的调节力，减轻视疲劳，减少近视形成的部分因素，却不能消除近视形成的全部因素。近视的形成因素很多，除去先天因素外，长时间近距离用眼、学习光线太亮或太暗、不良用眼习惯、桌椅的高低不匹配、营养失衡、环境大气污染等后天因素都在发挥作用，其中以长时间近距离用眼和不良用眼习惯为最主要的因素。如果戴镜者有良好的用眼习惯，MC眼镜的确可以帮助控制近视的发展。但如果戴镜者仍然坚持原有的不良用眼习惯，度数依然会年年增加。因此，MC眼镜不是灵丹妙药，它减轻视疲劳、减缓近视发展的作用是有限的。家长心里一定要清楚，在目前的医学水平下，不管何种花样翻新的“治疗眼镜”“治疗仪器”“治疗药物”的出现，对孩子近视眼治疗的效果都是有限的、辅助性的，不会一劳永逸。减轻孩子的学习负担，养成良好的用眼习惯，才是预防近视最主要的措施。

什么是角膜塑形镜

在世界范围内，青少年近视眼的发生率一直居高不下。数百年来，大批眼科专家和学者一直不懈努力，探讨近视眼发生的机制，寻求除了戴眼镜以外，有无其他能够有效地治疗或阻止近视的方法。近视眼手术和塑形镜相继问世。

塑形镜诞生于20世纪60年代初的美国，是由硬性隐形眼镜发展而来。角膜塑形镜英文称Orthokeratology，又叫角膜塑形术，简化俗称“OK镜”。角膜塑形镜通过对角膜合理重塑形态，达到迅速、大幅度降低近视度数，可以暂时提高裸眼视力的一种非手术矫正方法。随着镜片材料、电脑在镜片设计中的应用、角膜地形图的出现和验配技术的不断提高和突破，使这一技术也不断成熟和发展。

1998年塑形镜引进中国，曾掀起了两年多时间的OK镜热，但由于市场不规范，冒牌镜片和不具备验配资质单位的滥用，造成了一些负面影响和并发症，使社会对塑形镜有误解和恐惧。

我国北京大学医学部眼视光学研究中心谢培英教授和上海复旦大学、广州中山大学、浙江温州医科大学等团队，经过十多年的研究结果证实，角膜塑形镜是各种光学矫正方法中，控制近视发展最为有效的方式，近年来，角膜塑形镜逐步受到高度重视，发展迅速，为近视眼患者治疗带来一缕阳光。

2001年，国家食品药品监督管理局出台了《角膜塑型镜经营验配监督管理规定》，起到规范市场、促进角膜塑形镜技术良性发展、保护消费者利益的监管作用。

角膜塑形镜为什么能够矫治近视

在人类近视形成原因中，角膜约占70%的因素，大多数由于角膜弯曲度过陡或者眼轴超长，造成视物成像在视网膜前方。因此大多治疗方案，是针对角膜和眼轴作文章，OK技术就是对角膜的形态，重新进行无创塑形。

角膜塑形镜是一个基弧比角膜中央曲率平4～5D的高透氧角膜接触镜片。配戴时将镜片贴附于角膜上，镜片与角膜外表面之间夹着一层分布不均的泪液，泪液的流体力学效应将角膜中央上皮细胞向中周部拉。同时，当配戴者闭眼和眨眼时，眼睑作用使得镜片中央对下方角膜施以一定的压力。这两种效应导致角膜中央曲率变平，中央上皮层变薄，降低了眼球的屈光度，从而达到矫正近视的目的。这种以机械压迫或按摩的方式，使角膜原有的形态暂时发生变化，可以暂时降低近视度数，提高远视力。如果不戴眼镜，角膜又能够恢复到原来的形态。

配戴角膜塑形镜有哪些好处

① 帮助孩子渡过近视高发期。年龄在10～18岁的中小学生，生长发育及用眼都处于高峰期，也进入近视高发期。有近视的孩子，每年近视度数增加100度是很常见的，如果任其发展，有的就会达到高度近视。这个年龄段的孩子，在配戴角膜塑形镜后，能够重新塑造角膜形态，控制眼轴的加长，暂时降低近视度数。如果长期配戴，有希望让角膜的新形态变成稳定的新常态，从而使他们在视觉发育期中，渡过近视高发期，避免形成高度近视眼。

② 与其他方法相比，疗效确切，能控制眼轴加长。配戴角膜塑形镜2年以上，眼轴增长可减少40%～60%，近视度数增加明显降低。配戴角膜塑形镜3年后，平均年近视度数增加8度，而配戴框架镜平均年近视度数增加67度。

③ 角膜塑形镜降低近视度数起效快，效果显著、安全。因为是暂时塑形，具有可逆性。停戴2周到一个月，角膜形态和厚度能够恢复到原来水平。可随时调整设计方法和度数。

④ 塑形镜疗法是物理治疗，不开刀，不破坏眼球的微结构，对角膜不造成无法复原的损伤。无手术的痛苦，不耽误学习和工作。

⑤ 操作简单，使用者容易掌握，可在家中完成。

哪些人群可以配戴角膜塑形镜

① 角膜塑形镜适应范围较广，适合年龄8～40岁。

② 主要适合青少年近视患者。对于年龄在10～18岁、屈光度为1.00～－5.00DS、散光度≤－1.50DC，常喜参加娱乐和体育活动，且日间不希望戴

眼镜的青少年近视患者，矫正效果和心理愿望比较好。

③ 角膜塑形镜的应用范围是有限的。配戴角膜塑形镜后，最多降低度数可达600度，平均为300度，因此对低、中度近视矫治比较理想。但对近视度数在900度以内，散光度数小于近视度数一半者，也有不同的治疗效果。

④ 高度近视和高度屈光参差引起的弱视，配戴角膜塑形镜并联合低度框架眼镜进行治疗，也可以提高视力，减缓眼轴加长。

⑤ 角膜塑形镜也适合从事特殊职业的中低度近视眼患者。如警察、消防员、军人、深海潜水员、飞行员等，他们既需要良好的视力，又不允许戴眼镜或施行近视眼手术。

⑥ 对于做近视眼手术后视力不佳，且需要再矫正的患者，角膜塑形镜也有效。

⑦ 患者如果有角膜、结膜疾病，干眼病，青光眼白内障，黄斑病变，视网膜病变等眼疾，不适合配戴角膜塑形镜。

配戴角膜塑形镜有哪些程序

配戴角膜塑形镜的要求，远高于框架眼镜和普通的隐形眼镜。在配戴前，要对使用者进行20多项严格的眼科检查，因此不可以随意在街头验配，而必须到专业眼科医院，做全面的眼部检查，采用正规的程序。

（1）准备 首先要让患者和家长充分了解角膜塑形镜作用原理、可能产生的并发症、注意事项，愿意接受者可签订知情同意书。验配前进行眼科检查。

（2）眼部检查 包括裸眼视力、屈光度、矫正视力、裂隙灯检查、眼底、眼压、角膜厚度、眼轴、屈光度、泪液测试、角膜曲率测定、角膜地形图、角膜内皮细胞显微镜、眼A超检查等，并建立完整的档案系统，以利随访和总结。

（3）评估 对检查结果进行评估，筛选不合格者。因为角膜塑形镜是对角膜进行塑形，凡角膜特别扁平的人，考虑治疗效果不是很好，不建议去配戴角膜塑形镜。所有检查结果合格者，再进行试戴。

（4）试戴 根据检查数据，选择合适的试戴镜片进行2～4h的试戴观察。使用荧光素染色、裂隙灯和角膜地形图检查、视力检查等，进行配适观察和评估。对配适不良者，要及时调整或修片，以达最佳配适状态，获得满意视觉质量。

（5）制镜　试戴配适评估合格后，确定配镜参数，设计最佳标准片定制镜片。

（6）复查　配戴后还要跟踪、定期复查。戴镜后1天、1周、2周、1个月、2个月、3个月，要求来院复查，复查包括裸眼视力、屈光检查，Orbscan眼前节分析系统检查，角膜荧光素染色，裂隙灯显微镜检查等，尤其注意角膜上皮状况及镜片的情况。在初戴角膜塑形镜的3个月内，按规定的时间到配镜处接受正规全面的复查，至少5次。戴镜3个月以后，仍然须定期进行复查，若有任何问题都应该及时进行复查。严密观察，是安全配戴角膜塑形镜的基本保证。

角膜塑形镜的种类和配戴方式

角膜塑形镜分日戴型和夜戴型两种，以夜戴型的效果好于日戴型。夜戴型在睡眠时配戴，可戴6～8小时。患者在睡前用专用液清洗镜片后，然后将专用人工泪液滴入镜片内，再戴镜。次日清晨取下镜片清洗后，放入有专用液的镜盒内浸泡，以备第二晚用。白天可有效地提高裸眼视力。日戴型白天可配戴12～14小时，睡前取下，用专用液清洗镜片后，放入有专用液的镜盒内浸泡，以备第二天用。

（1）屈光度数低于650度者　用夜戴型镜片。对部分较低度数的近视患者，在初期配戴一段时间后，可以减少配戴频率，比如，每两天配戴一夜等，即可维持矫治效果。

（2）屈光度数高于650度者，不超过8.00D的高度近视眼　顺规散光度数不超过1.25D，外眼无异常，角膜弧度，直径等参数均在正常适宜范围时，可以考虑采取夜戴角膜塑形镜的方法。

（3）8.00D以上的超高度近视眼　为保持相对稳定的视觉效果和安全起见，角膜塑形镜建议采取日戴方式，或以日戴为主的弹性配戴方式。

（4）对于高度屈光参差者　可考虑一眼戴角膜塑形镜、另一眼戴硬性接触镜的配合应用。若同时存在弱视，则促进视力提高是当务之急，需先采取角膜塑形镜日戴方式，配合遮盖疗法和弱视训练。待视力恢复至正常并稳定后，可以更换为角膜塑形镜夜戴方式，以逐步减少屈光参差度数，并减缓近视眼发展。

如何配戴角膜塑形镜

在戴镜期间，要持之以恒地保持个人卫生，配戴前一定要洗手。

（1）戴镜法一　将镜片内曲面向上置于右手食指尖端，在镜片凹面滴入一滴舒润液，配戴者双眼固视正前方，用左手食指拉开上眼睑，并固定在眉弓上，右手中指拉开下眼睑，将镜片轻轻放置于角膜中央，先松开下眼睑，再松开上眼睑，轻轻眨眼，对着镜子确保镜片戴在角膜上。戴镜后须注意镜片下不能有气泡。

（2）戴镜法二　用戴镜侧手的食指和拇指打开双睑，手指的位置尽可能的靠近睑缘，镜片放置于另一只手的食指指尖上，将镜片轻轻戴在角膜中央，先松开下眼睑，再松开上眼睑，轻轻眨眼，对着镜子确保镜片戴在角膜上。

注意事项：

① 可在眼前放置一面镜子，戴镜时，应同时睁开双眼，让眼睛固视镜中一处，在戴镜时要控制眼球的转动，另外，要保证镜片在角膜上放置稳妥后，才可缓慢放开牵拉眼睑的手指，过早放开有可能使镜片偏移或脱落。

② 镜片浸泡时间必须大于4小时方可配戴。

③ 复查时间：夜戴型为1天、1周、1个月一次，1～2个月一次；日戴型为配戴后1周、1个月一次，2～3个月一次。

④ 镜片使用期限是12～18个月。更换镜片时，要重新作全部眼科检查，重新确定配镜参数。

⑤ 若在戴镜期间偶然发生眼红、眼痛，无须过分紧张，可停戴2～3天或请医生复查，调整镜片规格。

角膜塑形镜有什么矫正效果

一般来说，戴镜2小时后平均降低100度左右；戴镜第一夜可降低300度左右；戴镜一周后可达到最大降幅；戴镜2周后可维持一天稳定清晰的裸眼视力。经过3个月的矫治，角膜塑形镜配戴者将有如下几种结果:

① 大部分患者于2周内，视力迅速恢复为正式眼（即视力达到1.0）。

② 部分患者屈光度呈渐进式下降，即在3个月内逐渐下降300～500度。

③ 极少数患者由于角膜过于扁平、轴性近视，或不能保证足够的治疗时间，配戴注意事项依从性差者，其效果欠佳。

④ 配戴角膜塑形镜3年后，平均年近视度数增长8度，而配戴框架眼镜平均年近视度数增加67度，控制近视增长的效果非常明显。这一结果也在国外多家研究机构得以证实。

⑤ 年长的青少年配戴者对规范操作的依从性，比年幼配戴者好，控制或减缓近视的效果明显。

⑥ 早期中低度近视的青少年配戴者，控制或减缓近视发展的效果，优于高度近视配戴者。

⑦ 矫治期结束，在维护期，需根据用户自身视力反弹的快慢情况定时配戴，以维持矫治效果。对大多数用户来说，仍需每夜配戴，对少数近视度数较低的用户，可以做到隔夜，甚至隔两夜配戴即可维持良好的白天裸眼视力。

角膜塑形镜有什么不足

① 并发症：在矫治过程中，不管是日戴型还是夜戴型的镜片，都是直接作用在角膜上，角膜随时处于受压或碾磨状态，可发生轻微的结膜炎和角膜感染。夜戴型在睡眠时，镜片覆盖在眼球表面，容易引起角膜缺氧、水肿。如果在眼球大动作，或用力揉眼时，也会发生角膜上皮脱落，带来角膜感染。使用管理不善，也存在感染危险。

② 护理程序比较复杂，小儿需家长护理。如果不能依从严格的配戴程序，不能对镜片进行很好的护理，随配戴时间加长，结膜角膜感染率也增加。经过短暂停戴，适当的抗菌药和角膜上皮修复药物的治疗，均在24～72小时左右恢复。对反复出现角膜上皮损伤的情况，还要对镜片清洁作适当的处理。经治疗和清洁镜片后仍然反复感染者，劝其放弃配戴。

③ 目前角膜塑形镜的应用范围是有限的。有学者认为角膜塑形镜最大降

低可达600度，平均为300度，因此它对低、中度近视矫治比较理想。高度近视夜戴眼镜后，白天裸眼视力波动较大，还需联合用低度框架眼镜提高视力。

④ 需频繁接受复查，技术难度比较大，调整频率比较高。

⑤ 配戴角膜塑形镜后，角膜形态发生改变，不可避免会引起像差增加。必须要保证有良好的选择配戴，才可以最大限度地降低像差，保证相对较好的视觉质量和舒适感。

⑥ 角膜塑型非一劳永逸，不戴后视力就会回退。角膜有特殊的生理功能，即具有记忆和恢复功能。在目前的技术条件下，世界上还没有根除近视的方法，角膜塑形镜是一种物理疗法，只暂时性地改变角膜几何状况，存在“临时而可逆地减少近视屈光度”的特性。所以它的疗效是暂时的，结果是可逆的。若停止戴塑形镜，则眼睛又将缓慢地恢复原来的近视度数。其回复的速度，与眼的屈光状况和戴镜时间长短等因素有关。

⑦ 由于角膜塑形镜需要长期使用，才能保持裸眼视力清晰的效果。镜片使用12～18个月需要及时更换，加上检查费、长期使用的清洁液费用等，经济负担比较重，对较低收入家庭，也是一笔不小的开支。

如何保证配戴成功

① 严格要求在有资质的医院进行配戴。要先对使用者进行配戴、清洁的培训。指导配戴者严格遵从医嘱，科学规范护理方法。严格筛选合适的配戴者，眼睛有活动性炎症者，有青光眼、白内障、眼底病者，均不适合配戴。建立档案，交代随访计划，坚持定期复查。

② 规范验配，检查严格，眼镜处方正确，恰当评价配适情况，力求配适良好。镜片设计合理，加工精度高。

③ 取戴镜片动作轻柔，避免角膜划伤。

④ 强调镜片的规范清洗和规范浸泡，以避免镜片上的异常代谢产物结晶残留。

⑤ 及时随访，注意观察镜片的松紧是否合适，必要时应更换镜片。

⑥ 遇有角膜上皮损伤或压痕时，及时停戴，适当给予促进角膜上皮修复的眼药，并严密观察，预防角膜感染。

⑦ 因为配戴时间长，使用者如果忽视镜片的清洁，常容易发生眼感染，所以必须在医生的严格检查和指导下，谨慎使用。家长要协助孩子作好镜片清洁和保养，定期回诊。如果孩子年龄太小，不能遵守这些规定；使用者因其他原因，产生依从性较差，不建议配戴。

⑧ 角膜塑形镜的配戴成功，既需要好的产品质量，还需要有丰富经验的眼科医师和视光师，在临床验配和长期诊疗各个环节，都必须严格把控，才能获得最佳的塑形效果和视觉质量。

有些人以为角膜塑形镜像普通隐形眼镜一样，可以随意验配和使用，甚至使用价低质劣的仿制品。配戴起初有些效果，1～2个月后效果越来越差，戴镜后眼睛发炎、感染严重，很容易损害眼睛。因此，绝不可草率行事。

期待角膜塑形镜的完美

青少年的近视眼防控工作是长期的、不稳定的，是受多方面因素影响的。角膜塑形镜是一种新型近视矫正技术，无论就其应用历史、验配科研、临床验证等都还处于“初级阶段”。既有其先进的一面，也有其需改进完善之处。我国在角膜塑形镜应用观察研究只有不足20年的历史，还缺乏真正长期的观察研究成果。

虽然经大批眼科专家证实，确定了角膜塑形镜有缓解近视进展的作用，但对该现象的机制仍不清楚。角膜塑形镜对长期配戴者角膜及眼表的影响，对角膜成像质量的影响，对眼睛整体视觉的影响，以及阻止或减缓近视发展的远期效果，还有待进一步的观察。

一些广告声称“永不戴镜”“能够根治近视”，都是夸大其词。就控制近视而言，必须长期每日使用，才能保持裸眼视力清晰的效果。但这个“长期性”，具体需要多长时间，还没有定论。

虽然配戴角膜塑形镜，不能从根本上治愈近视，但确是目前控制近视发展一种可行且有效的方法，使许多青少年避免发展为高度近视。在国内外眼科专家的努力下，在眼镜技术的发展下，我们期待角膜塑形镜的完美。

8

手术治疗

近视眼孩子可以做手术治疗吗

有的家长和近视眼孩子，希望通过手术去掉眼镜。近视手术适合孩子吗?

目前治疗近视眼的手术，有角膜屈光手术、后巩膜加固术、透明晶状体摘除术三大类，最有效的、最广泛开展的是准分子激光手术。但准分子激光手术是在眼角膜上做手术，并不是适合每个近视者，主要适合18岁以上的成人近视者。年龄小于18岁的青少年，尤其是15岁以下的孩子，因角膜尚处于发育期，近视度数未稳定，因此，准分子激光手术并不适合近视发展中的儿童青少年采用。18岁就一定能进行近视手术吗？也不是，任何手术都不是以一个准确的年龄段来划分的，眼球发育是否成熟、视力变化是否稳定，对手术及手术以后的效果影响很大。因此，儿童青少年不适合用手术来治疗近视眼，尤其是300度以下的低度近视，成人都没必要。而且近视手术作为一种创伤治疗，是在正常眼睛上开刀，其对眼睛的长期影响还有待观察，决定手术要权衡利弊，慎之又慎。

近视手术可以根治近视吗

准分子激光手术的基本原理是通过手术把角膜变薄，用以改变角膜弧度、减轻度数，但不能恢复因近视而拉长的眼轴。因此，即使做了激光近视手术的人，能够恢复好的裸眼视力，但眼底没有改变。尤其是高度近视者，虽然有的不用再戴眼镜或者降低了眼镜度数，但因高度近视而形成的眼轴拉长、视网膜变薄的现象仍然存在，由此引发的并发症（如视网膜脱离、黄斑部病变等）仍可能产生，严重时仍可能导致视力下降。所以，高度近视眼的并发症，不会因近视手术的成功而避免。手术后，会有一些常见的并发症（如欠矫、过矫和回退的问题）存在，使一些人术后还需要戴低度眼镜。做了激光近视手术的人，如果不注意用眼卫生，仍然有可能再度近视。所以近视手术不是一好百好、一了百了的治疗方法，也存在局限性。认为“近视不用防”“孩子近视没关系，近视手术能够根治近视，到时一刀解决问题”的想法都是错误的。

所以家长和孩子都应该保持清醒的头脑，正确地看待手术的利与弊，即使将来成人后想去做手术的人，也仍应注意预防近视眼。例如，提醒孩子少用眼、多看远方、多去户外活动，让眼睛有机会休息，不发生近视，或者减缓近视度数增加的速度。

什么是角膜屈光手术

角膜屈光力占全眼球屈光力的2/3，因此改变角膜的屈光力，可以有效地改变眼睛的屈光力，角膜屈光手术也成了最热门、最有效的屈光手术。其方法有以下几种：

（1）准分子激光手术 目前运用最广泛的手术。准分子激光手术又分为两种，即准分子激光角膜表面切削术（PPK术）和准分子激光原位角膜磨镶术（LASIK术）。准分子激光角膜表面切削术是采用激光刀在角膜表面逐层切削少量组织，以改变角膜曲率，消除近视、散光。该方法效果可靠，比较安全，适合18岁以上、近视度数稳定两年的低中度近视眼患者，但术后患者疼痛感强，个别有角膜浑浊的现象。准分子激光原位角膜磨镶术比准分子激光角膜表面切削术更进一步，即除对角膜切削外，还有个角膜瓣保护创面。因此术后反应轻，无角膜浑浊现象，效果可靠，矫正范围广泛，适用于中、高度近视眼和散光眼成人患者，是目前使用最广泛的角膜屈光手术。

（2）角膜飞秒激光术 屈光手术已进入全激光手术时代——即飞秒激光术，由“有刀”变为“无刀”。角膜飞秒激光术是以脉冲形式运转的激光，代替手术刀，对角膜施行手术。飞秒激光术持续时间短，仅几个飞秒，瞬间效率高，提高了手术的安全性和精确性，更好地保持了角膜结构的完整性，提高了术后视觉质量。

（3）角膜磨削术 本法是用特殊的仪器，将从患者眼睛上取下的角膜块精细磨削到需要的屈光度，即用患者的角膜做一个人工镜片，再缝回原处。据报道，效果可靠，尤其是对散光眼。但因其手术复杂、难度大，推广的医院不多，还处于研究性阶段。

什么是后巩膜加固术

后巩膜加固术是在眼球后方的巩膜外加膜固定，增强巩膜的强度，可防止高度近视眼的眼轴继续伸长。适用于患病理性近视眼、高度数且度数继续加深者。目前开展手术的医院也比较少。

什么是透明晶状体摘除术

晶状体相当于眼内一个＋1000度左右的放大镜，正视眼得白内障后，手术是摘除浑浊的晶状体，还需加上近千度的人工晶体才能看清。透明晶状体摘除术的原理是：对－1000度的高度近视眼者，把其透明的＋1000度的晶状体摘除，两者度数相抵消，术后能使其变成为正视眼，不用镜片也能看清远物。但术后因缺少晶状体，没有调节力，看近物时会有些困难。因此，在透明晶状体摘除后，往往再植入低度数的人工晶体，帮助看近距。此术适合于单眼高度轴性近视者，目前处于研究性阶段，在少量谨慎开展。

早治疗儿童斜视可避免发生弱视

儿童斜视的后果，是破坏了双眼单视，失去了立体视觉，对儿童斜视进行早治疗，是获得立体视觉的关键。这是什么原因呢？我们先来了解儿童的双眼单视，即双眼单视是如何发育的。儿童双眼单视功能的发展，有3个重要时期：

（1）发育期　刚出生的婴儿没有注视功能和融合功能，出生3个月注视功能才开始发育，一直要到8个月左右，双眼单视功能发育才比较健全，12个月达到发育高峰。随后立体视觉不断完善，发育到3岁为止。

（2）敏感期　与发育期重叠，高峰期在出生3.5个月至4岁。在敏感期，对斜视儿童及时治疗，将达到比较好的效果。

（3）重建期　正常双眼单视功能发育成熟以后，儿童因后天原因发生了斜视，破坏了患儿已建立起的双眼单视功能，经及时正确治疗，双眼单视功能又能得到重建。重建的关键期是一个“浮动的时间窗”，即从双眼单视功能发生异常，到被治愈的时间段叫“时间窗”。在“时间窗”内治疗，双眼单视功能可以重建；超过“时间窗”，治疗将无效。“时间窗”没有统一的固定时间，也无特定的年龄段，但与早治疗密切相关。

由上可知，儿童期是双眼单视功能发育成熟完善的时期。在发育期和敏感期，一切还没有定型，有可变性，如果在此期间发生了斜视，经及时正确治疗，儿童是可以获得双眼单视功能的。在后天斜视中，尽管没有一个统一的“时间窗”，但对斜视的个体来讲，也是越早治疗，对双眼单视功能损害越小。如果不能早治疗斜视，孩子视物会有重影，感觉头晕，长期下去会形成弱视，而且影响孩子面容的美观。

什么是斜视手术治疗

斜视的孩子，经配镜等非手术治疗后，如斜视仍不能得到矫正，就应该待孩子眼睛斜视角度稳定后，再进行手术治疗。手术的原理，是通过缩短斜视眼的某条眼肌，从而增强它的力量；或者后移某条眼肌的附着点，来减弱它的力量。用这样两种方式，可达到矫正眼位的目的，使斜视眼回到正视眼眼位上，两眼视轴平行，就有可能获得双眼单视的效果。

儿童斜视一定要做手术吗

儿童斜视在配镜、药物等非手术治疗无效时，就一定要尽早采用手术治疗。儿童斜视手术需要全麻，有的家长担心会影响孩子的智力。其实拖延斜视手术时机，会使孩子发生双眼单视功能障碍，丧失立体视觉，同样会影响孩子的智力、性格、容貌，甚至影响孩子的人生。全麻对孩子的智力影响仅仅是有可能，即使有也不严重。可是斜视对孩子智力等方面的影响，却是严重的。斜视孩子如能尽早采用手术治疗，可使两个眼位正常，双眼单视功能发育良好。如双眼单视功能已经完全被破坏，手术就仅仅能起美容作用了，一侧眼睛仍然会沦为弱视。因此，需要手术的孩子，一定要尽早手术。

儿童斜视手术关键是时机

手术治疗的时间，是儿童能否获得双眼单视功能的关键。

6～7个月的婴儿，如果眼球还有偏斜，就应该怀疑有斜视的可能，需要去医院做进一步的检查。如果出生就是先天性斜视的孩子，在1岁前手术，有可能获得良好的立体视觉。

2岁后发生严重的斜视，非手术治疗近3个月无效，应马上手术治疗，还有可能重建正常的立体视觉。超过3个月后手术治疗，将有立体视觉的缺陷产生，缺陷发生的概率是3个月前手术治疗的4～6倍。由此可知，年龄越小，治疗时间拖延越长，孩子的视功能将越差。

麻痹性斜视和外伤性斜视者，眼肌麻痹半年到1年，药物治疗无效，不再继续恢复或病情稳定时，可考虑手术治疗。

经手术矫正如果有屈光不正，手术后还应该戴矫正眼镜，否则斜视眼还可能再次出现偏斜。如果手术后，斜视眼位仍然未纠至正位，或者矫枉过正，出现了相反性质的明显斜视，产生复视，还需要做第二次手术。

手术把眼球位置矫正2周以后，要开始功能训练。需要用同视机、立体镜等进行融合力、立体视觉的训练，才能够建立或恢复双眼单视功能，使孩子产生立体视觉。

9

选择合适的治疗方法

假性近视

假性近视不需要戴眼镜

如果你的孩子看远处事物不清楚，到医院经过检查，既没有器质性病变，散瞳验光后也没有明显的屈光度，并且经散瞳验光或休息后，视力可以恢复到正常水平，这样的情况就可以诊断为假性近视了。由于假性近视是一种功能性的变化，是眼肌疲劳和眼调节紧张的状态，症状表现得貌似近视，实际不是真性近视，就不用配眼镜，也不应该戴眼镜。戴上眼镜反而使处于痉挛状态的睫状肌更没有恢复松弛的机会了，只会加重近视，并逐渐僵化为不可逆的真性近视。

假性近视是真性近视的前期

假性近视阶段，眼轴还没有实质性变长，眼睛的改变尚具有可逆性。但假性近视时间长了，眼轴变长了，不能逆转，就变成真性近视了。有资料显示，假性近视持续3个月后，可变成真性近视。长期的假性近视必然发展成真性近视，是量变到质变的过程。因此，假性近视是真性近视的前期阶段，是需要治疗的。

对假性近视的治疗原则是“治假防真”：及时治疗假性近视，防止其发展为真性近视。假性近视治疗的中心原理是放松眼肌和帮助眼调节，提高视功能。只要眼睛能得到休息，再结合一定的治疗，视力才会得到提高，恢复正常。

对假性近视的治疗，要采用综合治疗法，包括自然疗法、药物法、仪器法三种。以自然疗法为主，其他方法为辅。假性近视的治疗方法，也适用于正视眼孩子预防近视发生，有好视力的孩子可以选择适宜自己的方法，坚持使用。

自然疗法治疗假性近视

孩子是假性近视，不需要戴眼镜，但不是万事大吉了，要记住“治假防真”，不治疗假性近视，就会变成真性近视。

自然疗法是治疗假性近视最主要、最有效的方法，要根据不同年龄孩子的接受程度，选择进行。自然疗法不能立竿见影，要持之以恒地训练，把治疗和游戏结合，把游戏融于生活里，让孩子养成习惯，并坚持练习。

（1）改变不良的用眼习惯　假性近视的孩子大多有一些不良的用眼习惯，要使孩子改变不良的用眼习惯，才能预防假性近视。学习的距离、时间、光照都得符合卫生要求。多看远，少看近，或看远和看近相结合。让孩子养成良好的用眼习惯，是治疗假性近视的基础。

（2）放松睫状肌，适当眼调节　包括远眺法、雾视法、眼保健操、手指操、晶状体运动操等。这些疗法可以放松睫状肌紧张，消除视疲劳，减轻眼肌对眼球的压迫，防止拉长儿童眼球轴，防止假性近视发展成真性近视，对假性近视有治疗作用，对中小学生眼睛可起到预防保健作用。

（3）促进左右脑的平衡发育　如交叉运动游戏等大脑游戏。良好的视力需要左右脑的平衡运用，左脑的功能偏强时，易产生近视；右脑的功能偏强时，易产生远视。因此，用交叉运动游戏训练，可促进孩子左右脑的平衡发育。

（4）促进眼球扫视运动功能　包括远近移动游戏、隐形画笔游戏、球类游戏等。眼球扫视运动如果速度减缓，视觉的清晰度会受影响。通过促进眼球扫视运动游戏的训练，可使眼球拥有自然灵活的扫视运动，将有助于保持眼球的活力，提高视力。

（5）训练想象　例如训练想象游戏，大一些的孩子可以做贝茨视觉训练等。通过想象游戏，放松了身心，减轻了压力，使孩子的创造力、交际能力和视觉灵敏度都得到很大提高，使大脑处于放松的状态，孩子的眼睛在放松以后，也会变得明亮起来。

什么是贝茨视觉训练法

贝茨是一位美国医生，他通过对大量患有弱视、近视、远视和散光等视觉疾病患者的研究，发现视觉疾病虽然可由许多因素引起，但心理因素最为常见，其中尤以身心紧张为最直接的原因。他认为严重精神负担，会使人产生强烈的心理应激反应，并导致心理失衡，而精神紧张又会造成肌肉紧张，引起眼肌持续痉挛。长期在这种情况下学习或工作，会强化视疲劳。

因此，视觉不良的人需调整心理状态，解除身心紧张，使眼肌松弛，改善眼的调节功能。贝茨在20世纪40年代设计的贝茨视觉训练法，可减轻或消除因身心紧张而造成的眼肌疲劳，改善视觉功能。贝茨视觉训练疗法的基本手段是松弛、光照、运动和想象，每天坚持1次，阴天或下雨时暂停。一般经数次训练后，视觉功能就会有明显的提高，尤其适合假性近视者，也适合正视眼的眼睛保健及其他视力不良者。此法适合年龄稍大的孩子，有理解力，能掌握训练的要领。具体方法如下：

① 舒适地坐在室外，面对阳光，微闭双眼，放松眼皮。缓慢深呼吸，并放松全身肌肉，尽情体验阳光温暖而舒适的刺激。

② 缓慢而轻松地反复转头部。头部转动的顺序为：上下—左右—顺时针—逆时针。

③ 继续放松眼皮和全身肌肉。

④ 想象自己正在注视远方某个目标，而且看得很清晰、很轻松。在想象中变换远方注视目标的方向和距离，并体验仍然看得很清晰、很轻松。继续在想象中注视各个方向和不同距离的其他多种目标，并体验看得很清晰、很轻松。

⑤ 想象自己正在与朋友一起旅游，沿途的各种景色和物体都看得很清晰、很轻松。

⑥ 缓缓睁开双眼，起立，活动四肢和身体，使全身肌肉都轻松而协调。

⑦ 缓慢深呼吸若干次，并轻松地眨眨眼。

⑧ 用双手轻轻按摩面颊、眼皮、颈部和双肩，进一步改善微循环，使整个身心更加放松。

什么是远眺法和雾视法

（1）远眺法 即利用看远来放松调节。眼睛在望远处时，睫状肌处于放松状态，不需要调节。让孩子每日坚持远眺，尤其是看书学习1小时后，到窗口远眺10分钟，对预防近视的发生及加重、治疗假性近视很有好处。

（2）雾视法　孩子戴上一定度数的凸球镜片，看远好像在云雾里的感觉，可达到放松调节的目的，这叫雾视法，包括远雾视法和近雾视法。远雾视法的操作是：每天戴＋300度眼镜看5米外远处，每次半小时，每2周为1个疗程，视力正常后停止。近雾视法的操作是：看书用＋100度或＋150度眼镜，这样可减少看近时的过度调节。

让眼晶状体做运动操

学习时采取“近用”与“远眺”相结合方式，让晶状体“运动”起来，改善调节功能、消除过度疲劳，这就叫晶状体运动操。晶状体运动操可以充分伸展晶状体、缓解调节紧张、恢复睫状肌的调节功能，是治疗假性近视的眼保健方法，适合中小学生应用。晶状体运动操有以下三种，可以自己选择一种使用：

① 学习一会儿，近看1～2分钟，远看1～2分钟，反复几次。

② 学习半小时后休息几分钟，让眼睛分别凝视0.5米、2米、4米、5米以外的目标。

③ 每天对5米外远处眺望十几分钟，每日3～4次。

远望要有目标，否则会产生轻度调节，达不到放松的目的，因为周围环境里如果没有吸引视觉聚焦的目标细节存在，就成了空虚视野，两眼就会不由自主地产生轻度调节和轻度的内集，即产生轻度的近视。所以做晶状体运动操的孩子，要寻找远处的某个建筑、树木等作为注视目标，家长千万不要责备他东张西望。

什么是手指操

手指操是以手指为眼前注视点，让眼睛近看和远眺交替训练，使眼内肌和眼外肌联合运动，是一种非常合理的防治近视的眼保健操，适合中小学生自己训练，有两种做法：

（1）有远目标的手指操 把右手食指伸直，放在两眼下前方15～25厘米处。两眼交替注视眼前手指和10米远的前方，各10秒，每次各做10次（图23）。

（2）无远目标的手指操 把右手食指伸直，放在两眼下前方15～25厘米处。如在室内没有10米远目标，可以忽而看近处手指，忽而看想象中的远目标。还可以同时将手指上下左右移动，两眼随手指而运动。此方法随时随地、简单易行，对锻炼眼外肌有效。

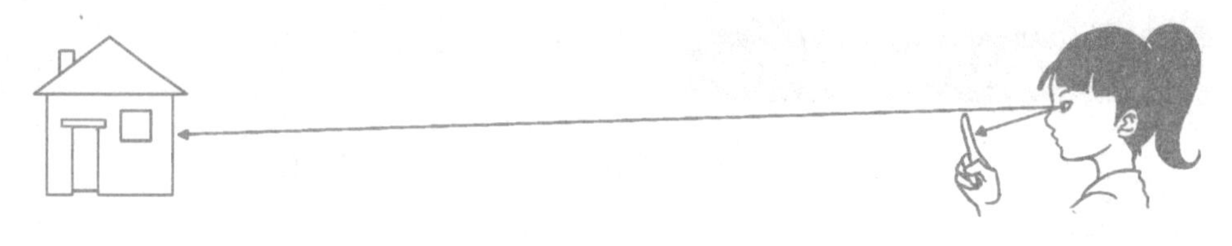

▲图23 手指操

药物法治疗假性近视

药物法治疗假性近视，通常使用以下两类药物：

（1）扩瞳药物治疗 方法是用0.05%阿托品或2%后马托品滴眼液点眼，每日1次，在晚上临睡前点眼，第2天瞳孔恢复正常，连续3天。这类药物可使睫状肌麻痹而放松，因而对假性近视有明显的治疗效果。

（2）解痉药物治疗 有人主张用0.25%托吡卡胺（双星明）眼液，每日滴眼1次。这类药物主要是使睫状肌放松，从而达到治疗假性近视的目的，但疗效较慢。

市面上的各种“治疗近视眼药水”，基本上都是由这两类药物衍生出来的，作用也是放松睫状肌、放松眼调节，对假性近视有一定的效果。在近视眼高发期的中小学生阶段，运用药物使眼肌放松部分调节，可以帮助他们渡过近视易感期。但这些药物都有一些副作用，必须在眼科医生的指导下进行。用药的同时，还必须改变不良的用眼习惯，否则治好的假性近视还会产生，即停药后视力又会慢慢下降。

仪器法治疗假性近视

仪器法是指利用光、电、穴位按摩，针刺疗法等作用设计的治疗仪进行治疗。有的治疗仪采用图像距离的远近变换，用以锻炼睫状肌的功能，增强眼睛的调节功能。有的治疗仪是用放松眼睛的过度调节，提高视中枢的兴奋性，达到改善视功能的目的。还有些治疗仪的作用是提高视中枢和视细胞兴奋性，使远视力提高的同时，也使近视力提高。现在市面上的各种“近视治疗仪”，大多利用上面几种原理设计而成，对治疗假性近视有一定的效果。

假性近视能否治愈

孩子有了假性近视，其实就是提醒家长，他已经开始有视疲劳了，已经开始有近视的趋向了。要想不近视，就必须改变影响孩子视力发展的因素，即纠正不良的用眼习惯、减轻眼睛负担，这是最有效的方法。

生活里有这样的例子：高三的学生普遍视力下降，原来没近视的出现了一二百度的近视度数，已近视的度数增加了。高考结束后痛快地玩一个假期，开学后再验光，近视度数普遍下降。是近视“好了”吗？不是，是高考前用眼过度，产生了部分视疲劳的假性近视，休息后，假性近视消失了，眼镜度数就下降了。这个例子说明，假性近视在眼睛休息后，的确是可以不治自愈的。

假性近视可以不治自愈！多好的消息啊！孩子可以不用戴眼镜了！请家长们且慢高兴，假性近视可以不治自愈是有前提的，那就是要改变孩子现有的用眼习惯和用眼的力度，一句话，让眼睛好好休息！

让眼睛好好休息，说起来容易，做起来难。能让孩子少学点、多玩点吗？家长不愿意，舍不得奥数、英语、作文、画画等补习班。能持续地帮助孩子养成用眼的好习惯吗？有的家长又嫌麻烦，转而寻求其他“灵丹妙药”。有的家长看广告，宣传什么方法能治就用什么方法。多数人用了这些方法，刚开始有点效果，但疗效不稳定，不治就容易复发。这是什么原因呢？前面说了，假性近视就是睫状肌紧张或痉挛，只要能放松睫状肌，视力就能提高。现在市面上的“治近视药”和“治近视仪”大多是利用放松调节的原理。因此，不管用什么方法，假性近视治疗时都有效，但如果不改变原来的用眼习惯，停止治疗后看近就又复发。这些治疗仪的疗效是不稳定的，容易复发的，视力是波动的，这也是由假性近视的特点所决定的。因此，要治好假性近视，必须要养成良好的用眼卫生习惯。

由此可知，假性近视的孩子，如果改善了原有的用眼习惯，通过自我休息放松，再结合一定的治疗是可以恢复的。但有必要提醒家长的是，所有这些治疗方法，都必须在“减轻眼睛负担，养成良好用眼习惯”的基础上进行才有效，才能巩固，不会复发。否则，光靠这个“药”、那个“治疗仪”的效果，都是杯水车薪而已。

假性近视治愈的标准

孩子长期看近处事物可以引起假性近视，假性近视通过放松调节后，是可以治愈的。

如何衡量假性近视的治疗是否真正有效果？标准有3个：视力提高了，近视屈光度降低了，眼轴长度有变化了。要达到这3个标准，才能真正地实现“治假防真”，疗效才能稳定，才不会复发。前两个标准大家还听说过，眼轴长度的变化就知之甚少了。

假性近视是眼轴暂时被拉长了，但随着睫状肌放松，拉长的眼轴是可以恢复的；真性近视的眼轴是不能恢复的。实际上，80%的真性近视都是由眼轴过长而引起的，所以，只有眼轴长度得到恢复，假性近视才不会变为真性近视。因此，在假性近视的治疗前后，要对孩子的视力、屈光度、眼轴进行检查和对比。查视力，要同时查远近视力。检查屈光度，要通过散瞳验光进行。用眼A超可以测出眼轴的长度。经过治疗前后的对比，才能知道是否真正达到了“治假防真”的效果。

目前一些广告只宣传“视力提高了”，不提“眼轴有无变化”，不提“是否复发”，并不能真正地治愈假性近视，停止治疗又会反复。所以要真正达到“治假防真”的效果，是不容易的。

医学界对治疗假性近视的研究一直在进行，主要从放松调节和提高视功能两方面着手。如果能找到一种确实有效、没有副作用的方法，在儿童青少年时期长期使用，帮助他们渡过中小学的近视易发、高发期，“治假防真”是可以做到的。遗憾的是，现有的方法都只是在某个方面有些疗效，还没有一种非常完善的、确保疗效的治疗方法。因此，要采用综合治疗法。

近　视

近视不是病

孩子已经得了近视，家长应该重视，但也不必过分忧虑。认真地分析起来，除了先天性近视是一种视力缺陷的眼部疾病外，后天性近视应该不是眼疾，而是人类视觉自我适应能力的一种体现。

当我们看近时，双眼要内转，睫状肌收缩，使晶状体屈光度增加，才能看清书本等目标。如果双眼经常处于长时间看近状态时，大脑会令睫状肌一直处于紧张状态，不让它放松下来，以更好地适应看近，这就是我们常说的假性近视阶段。

如果不改变任何用眼习惯，又让睫状肌长期处在紧张状态，大脑为了适应这种看近事物的需要，会调整眼球结构，使眼轴延长。因此，假性近视的睫状肌痉挛状态，是为了完成眼轴延长这一目的而进行的准备和调理。眼睛的状态在这里发生了分野：如果改变了原有的用眼习惯，让睫状肌痉挛放松下来，假性近视会恢复成正视眼；如果不改变用眼习惯，睫状肌痉挛持续存在，假近视就发展成真性近视。因此，后天性近视并不是病，它是人类自我适应这一高级能力的体现，是长期持续看近事物所需要的一种必然。

近视需要治疗

已经变成近视眼后，由于眼轴变长，看近时的焦点能落在视网膜上，所以看书会更加清晰而轻松。但是此时再向远方看时，远处的景物已经变得模糊了，这是为了适应更好地看近需要，而对看远的能力做出的牺牲。为了达到能清楚看远的要求，就需要把看远时的焦点，也前移到视网膜上，如配镜来帮助近视者看远，提高远视力。

患了近视以后，看书的清晰度比未患近视时更清晰一些，从理论上来说，近视度数也不会再继续发展了。在成人近视者身上，这一点表现得比较明显，很多人几年甚至十几年不换眼镜，直到眼镜架坏了、镜片碎了才重配，经检查度数变化还不是很大。

但青少年近视者就没有这么幸运了。第一个原因是，青少年在上学阶段，用眼持续时间长，加上升学压力大，使尚娇嫩的眼睛和身心比成人更紧张。第二个原因是，青少年，尤其是15岁以下的孩子，眼球还在发育阶段，眼睛的形态还有相当的可塑性，持续的学习压力导致持续的眼肌紧张，持续的眼肌紧张导致眼轴不断被拉长，眼轴拉长后，就表现为眼镜度数的上升。这就是为什么中小学是近视的高发期、为什么学生近视度数不断上升的原因。

因此，当孩子有假性近视时，要进行治疗，以防止变为真性近视；孩子有真性近视时，要治疗，以防止向高度近视发展。真性近视与假性近视的治疗原则基本相同：放松眼肌和心理，用大量的远看去代替大量的近看状态。采用自然疗法与传统疗法相结合的综合治疗法，有助于近视眼的孩子改善视力。

让近视孩子放飞心情

经常可以看到这样的现象：当孩子眼睛刚开始近视时，首先听到的是父母的担心和责备："看看，让你少看电视、少玩电脑，就是不听话，现在把眼睛弄坏了，以后瞎了咋办！"孩子感觉像犯了错误一样，幼小的心灵烙下了"近视不好"的印象。戴上眼镜，小朋友们又爱追着喊："小眼镜！四只眼！"，眼镜甚至被抓抢。因此，有的小孩不愿意戴眼镜，努力想表现得和别的孩子一样。从小戴眼镜的孩子，记忆里都有着心理和眼睛的双重压力。

由于戴眼镜不方便，近视的孩子参加体育活动较少，有的孩子远离游戏伙伴，喜欢自己在家里看看书、做做手工。近视的孩子内向性格偏多，喜欢把心事装在肚子里。近视属于左脑思维，压力来自内心，他总觉得自己不够好。

近视程度的加深，既有用眼负担过重的原因，也有受心理、情绪等各方面综合因素影响的原因。前面说过，眼睛是受大脑支配的，孩子思想有压力，会使身心俱疲，也引起眼肌疲劳。在人焦急、恐惧、紧张时，血管收缩，会使器官供血不足，大脑和眼睛暂时缺氧。生活里经常碰上这样的实例："我一着急，眼一黑，什么都看不清楚了，脑子一片空白"。偶尔一次倒罢了，如果孩子老是处在紧张的情绪下，的确会影响眼睛。

在情绪上，父母可以帮孩子放轻松，告诉孩子近视不是病，让孩子接受自己的不完美，不理会同学的嘲笑。帮助孩子挑他自己喜欢的眼镜，告诉孩子："戴眼镜自有一种文雅美"。多和孩子做做情绪游戏，多做亲子交流，让孩子放松内心的压力，让近视的孩子放松心情，好情绪会带来好视力。

平衡左右脑的游戏治疗近视

近视和远视，都反映了左右脑的不平衡：近视的孩子左脑功能占优势，远视的孩子右脑功能占优势。每天让近视的孩子做做大脑游戏中的交叉运动游戏、训练左右脑记忆游戏、大脑融合游戏等（第5章中有详细介绍），促进双侧大脑的平衡发育，是提高视力的第一步。

很多家长相信"不要让孩子输在起跑在线"这句话，从孩子一两岁起，就不停地教孩子认字、算术，希望能培养出个天才来。但如果过早地开发左脑的话，就需要配合做右脑游戏，以达到两脑的平衡。须知，天才儿童就是善于运用左右脑的孩子，而过于专注运用一侧大脑，孩子会出现近视或远视。

眼球运动游戏治疗近视

眼球运动游戏可以缓解眼肌疲劳，恢复近视眼的灵活扫视运动，改变目光呆滞的凝视动作。近视孩子可以选择隐形画笔游戏、远近移动游戏、球类游戏等。隐形笔游戏可以随时随地做，让孩子养成一个习惯，每日在坐车、看电视等时间里，同时完成隐形画笔游戏的治疗。

上学的近视孩子，利用课间休息时，还可以做远眺法、雾视法、眼保健操、晶状体运动操、手指操等（本章"假性近视"一节中有详细介绍）。这些疗法可以放松睫状肌紧张，消除视疲劳，减轻眼肌对眼球的压迫，防止近

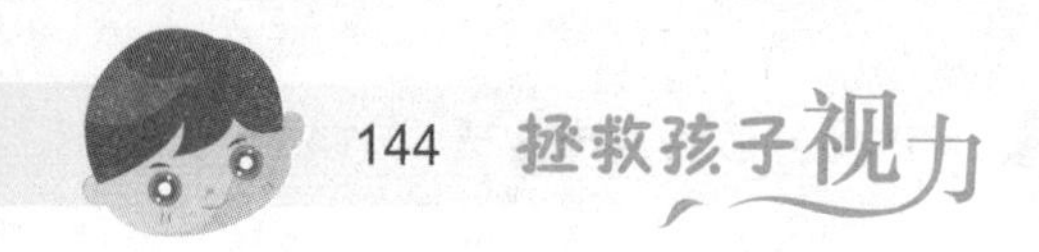

视儿童的眼球轴长被进一步拉长，减缓近视眼度数的上升。

想象游戏治疗近视

近视眼的孩子可以通过训练想象力的游戏，来提高视力。例如每日做想象游戏，大一些的孩子可以做贝茨视觉训练等。通过这些游戏，放松大脑，减轻身心压力，提高孩子的创造力、交际能力，使孩子的眼睛在放松以后，提高视觉灵敏度，使眼睛变得明亮起来。

合理配镜治疗近视

谁都不愿意让孩子戴上眼镜，但如果经过散瞳检查，已经诊断为真性近视，戴框架眼镜的确是目前矫正近视最有效而安全的方法。因此，孩子出现近视，应该积极进行早期视力矫正。尤其对于处在视觉发育期的儿童，正确配镜，可以避免远看时的模糊影像的刺激，有利于视神经细胞的发育。戴镜看远处事物，使模糊的影像变为清晰的影像，不仅方便日常学习生活，也会减轻视疲劳，避免眼轴进一步变长，有效控制近视的发展。

近视度数比较高的孩子，可以采用过渡期眼镜，即度数略低于一般验光配方，可以避免过度矫正所带来的头痛与压力。经济条件允许的情况下，还可以给孩子配MC眼镜，以减轻看近时的调节，对控制近视的发展也有好处。

近视治疗仪不能治愈真性近视

目前市场上有不少“近视治疗仪”，给家长带来“让孩子摘掉眼镜”的希望。家长买了一台又一台的“治疗仪”，但很多近视孩子不但没有摘掉眼镜，而且部分孩子近视度数还在上升。这是什么原因呢？

一方面原因是商业广告仅以“可以治愈近视眼”一言以蔽之，而混淆假性近视与真性近视的区别。其实现在的各种治疗仪，都是利用减轻视疲劳、刺激视细胞、营养视神经等几种原理制造的。也就是说，假性近视的孩子，用这些治疗仪后，视力能恢复正常，有治愈的可能。现在，还没有哪台治疗仪能改变眼轴的长度，真性近视眼眼轴已经变长，眼轴长度既然不能缩短，又怎么能够降低真性近视的度数呢？用“近视治疗仪”无法治愈真性近视。

另一方面原因在于消费者，误以为“近视治疗仪”是“灵丹妙药”，可以治好真性近视。在学习负担仍然繁重、错误的用眼习惯不作任何纠正的前提下，以为一机在手，摘掉眼镜指日可待。殊不知，长时间近距离用眼，是真性近视形成和加深的主要因素。过度相信“近视治疗仪”夸大作用的广告，忽略了其他的近视治疗方法，度数的加深也就是必然的了。

远 视

远视眼的缺陷

一般认为近视眼不好，看不远；远视眼好，以为远视眼就是能看得很远，其实远视眼也是一种视力缺陷。远视眼的眼球前后轴长太短，焦点不能聚在视网膜黄斑上，而聚于眼球后面，同近视眼一样，其视网膜上的图像也是模糊的。远视眼需要动用眼睛的调节力量，或者是用远视镜，把焦点从眼球后面“拉到”视网膜黄斑上来，才能看清。

同近视眼不一样的是，近视眼看远不清，看近清楚；远视眼却是看近看远视力都下降，都需要调节。因此，远视眼视疲劳现象比近视眼严重，头痛、眼困也比同度数的近视眼要强烈，对孩子学习的视觉干扰也要大得多。中高度远视眼，看远看近都离不开眼镜。

远视眼也需要治疗

儿童高度远视者，如果没有及时治疗，比高度近视者更容易形成弱视。因为高度近视者虽然看远不清但可以看近，生活里有大量看近的机会，他的视功能有得到锻炼的机会，较少发生弱视。而高度远视者看远近都不清楚，视细胞锻炼机会少，功能发育受影响，因此形成弱视的可能较高度近视要高。孩子有远视眼，家长千万不要掉以轻心，也应该像重视近视眼一样，及时为孩子做检查，选择合适的治疗方法，提高孩子的视力，减轻视疲劳，莫让弱视在孩子身上发生。

远视眼的治疗，也应该采用自然疗法与传统疗法相结合的综合治疗法，包括：情绪游戏（如融合气球游戏）；大脑游戏（如交叉运动游戏、训练左右脑记忆游戏等）；眼球运动游戏（如隐形画笔游戏、远近移动游戏、球类游戏等）；想象游戏（如大脑放松游戏、掌心捂眼游戏等）（第5章中有详细介绍）；配镜治疗；培养良好用眼习惯等。

情绪游戏改变远视个性

我们已经知道，远视眼的人使用右脑较多，富于幻想，缺乏思考。因此远视眼孩子行为较特别，表现出远视个性。他们常突发奇想，做出让人意料不到的事。一方面他们的想象力和洞察力都比较出色，常常有一些奇思妙想；另一方面，他们的爆炸性思维没有轨迹可寻，往往让成年人摸不着头脑，较难理解。由于不被人理解，又为了适应社会，内心压抑，时时怀有反抗之心。因此，这样的孩子，多半不知如何爱自己，也拒绝接近别人。

对远视个性表现明显的孩子，要多和他做做融合气球游戏，减轻他的情绪压力，化解他内心的愤怒与反抗，改善他个性中的偏激成分，使他成人以后能很好地融入社会。

改善远视的游戏

远视的孩子偏重右脑思维，要多进行大脑游戏，例如交叉运动游戏、训练左右脑游戏等来开发左脑，并加强左右脑协调能力和融合能力。两侧大脑如果能得到均衡的运用，有利于扭转远视，改善远视程度。

远视眼在看近看远时，均需要动用眼肌调节功能。因此，远视眼的视疲劳现象比较重，尤其是在看书写字时，眼睛容易发酸，时间长了还有头痛、脖子痛、背痛等现象。远视儿童若在学习时，表现出爱揉眼、不想学时，不要光批评他，有可能是视疲劳了。这时家长可以和他做做眼球运动游戏（如隐形画笔游戏、远近移动游戏、球类游戏等），可以放松眼肌，减轻视疲劳。还可以做想象游戏，如大脑放松游戏、掌心捂眼游戏等。在做这些游戏时，让孩子运用一些微小目标，来做错综复杂的想象，例如想象蚂蚁搬家的故事细节，想象自己走入小人国的经历。如果母亲能找到这样的童话书，在一旁轻声阅读，能帮助孩子进入故事情节。

用摇摆小球训练远视眼的扫视功能

准备几个直径为15厘米的白色小球，和孩子一起用彩笔涂抹，给它们穿上不同颜色的“外衣”。再让孩子用对比明显的颜色笔，在球上画一些自己喜欢的图案，如小花、小狗、大房子、大汽车等。把小球挂在高处，让孩子躺在小球下方。用力推动，让小球摇摆起来。孩子用鼻尖的隐形画笔追随小球，把球上的图案描绘下来。远视儿童做这个游戏，可以训练眼球的扫视功能，训练快速辨认形状的能力。

合理配镜治疗远视

婴儿多属于远视，大多数孩子到10岁左右，眼球长到正常大小，远视就消失了。所以，6岁以下幼儿的轻度远视，属生理性远视。如没有斜视、没有视疲劳现象，不需要配镜。医生会告诉家长“长大以后就会变好的，只需要每年检查视力情况。”

但对于那些300度以上远视幼儿，尤其是伴随有散光或斜视的远视，还是需要配镜治疗的，以免影响孩子视功能的发育。远视镜是凸球镜片，也就是眼前的一副放大镜。合适的远视眼镜，能提高远视眼的视力，减轻视疲劳，避免视力继续下降，避免产生弱视。

远视眼的孩子一定要进行散瞳验光，远视度数会随身体的发育而逐渐下降，因此，每半年要重新验光，更换镜片。

散　光

散光眼的痛苦

理想的人眼球是一个球体，角膜和晶状体也是球形，但如果球形表面的各个径线的弯曲度不一致，不能在视网膜上聚成焦点，就形成了散光眼。散光眼不论看远还是看近，都是模糊而费力的，好像是隔着一块有波纹的旧玻璃在看东西一样。散光眼有散光的轴位，用0～180度来表示，在散光轴位方向上，东西都是模糊不清的。

散光眼不管看近看远，眼肌会很努力地工作，企图聚焦清晰，因此眼肌很疲劳。看一会儿书，散光眼睛会疼痛或痒。有时孩子还偏着头、歪着脖子，避开散光的轴线去看东西，因为歪头看比头正位时要清楚一些，但时间长了会形成歪脖子的习惯。

规则散光大多在水平位和垂直位有散光，可以用眼镜获得满意的矫正效果。不规则散光由眼病或眼外伤引起，如角膜溃疡后的角膜瘢痕、圆锥角膜等，散光轴线杂乱无章，不能用眼镜矫正称为乱散、乱视。

散光眼的治疗包括心理治疗、融合气球游戏、交叉运动游戏、隐形画笔游戏、画图案排列游戏、小火车游戏、配镜治疗等（第5章和第7章中有详细介绍）。

散光眼的心理治疗

散光眼未矫正的孩子，看东西模糊，眼痛、头痛，容易厌倦学习，心情烦躁。孩子一般期望得到老师家长的夸奖，而由于散光眼带来学习的不如意，容易使孩子产生自我否定。尤其是有不规则散光的孩子，看东西一片灰暗，乱视会在内心产生痛苦的感受。当形成斜眼、歪脖子时，孩子更容易自卑、自我讨厌。因此，在积极做其他散光治疗的同时，更须对孩子进行心理治疗，给他们更多的关爱，让他们体会到来自家庭和学校的温暖。和他们一起做融合气球游戏，中和情绪上的压力，让他们把“我讨厌自己”和“我爱自己”两个气球融合在一起，并大声反复地说“我爱自己”，让天空、海洋、每一棵树、每一朵花都知道“我爱自己”。

改善散光的游戏

散光往往是伴随近视和远视发生的，并分为近视散光和远视散光，因此散光眼的孩子，也有左右脑运用不平衡的问题。经常做交叉运动游戏，能够训练左右脑的协调，以达到提高视力的目的。散光眼孩子容易眼痛、头痛，用眼球运动游戏中的远近移动游戏、隐形画笔游戏、眼保健操、手指操等以及穴位按摩，可以放松眼肌，缓解头颈部的疲劳，使视物模糊的程度降低。

画图案排列游戏

散光眼孩子看东西时，处在特定的散光角度上的眼肌，容易疲劳。移动眼球练习方法，就是根据散光的验光结果，找出特定的散光轴位角度，如右上左下（右斜轴）、左上右下（左斜轴）、左右（水平轴）、上下（垂直轴）等，在各种角度的虚拟直线上，做移动眼球练习。移动眼球的目的，是使牵引散光轴位的眼肌得到放松。

做游戏时，可拿出一张白纸，让孩子在纸上画一条直线，直线的方向与孩子验光处方的散光角度相一致，直线上画一系列姿势不同的动物。例如：180°的散光，画一条水平线上站着一排恐龙或者小狗、小猫、小花、小树、小房子、小汽车等均可；45°的散光，画一条45°的斜线上，有一排飞行的小鸟、游动的小鱼等（图24）。

画好以后，让孩子的眼睛沿直线一一扫视。眼睛扫视时，头不能动，只用眼球作上下、左右的滑动。扫视几秒钟后，闭上眼睛，让孩子想象纸上的画面，随直线上的动物延伸，穿过白纸，穿过墙壁和屋顶，一直延伸到蓝天白云上、辽阔的大海中、绿色的草原森林里。

如果左右眼散光角度不同，需按不同的散光角度画两张图，先遮住一只眼，一次练习一只眼。

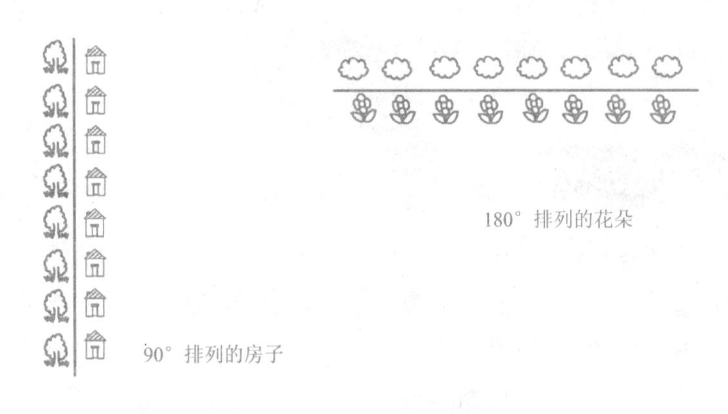

90° 排列的房子

180° 排列的花朵

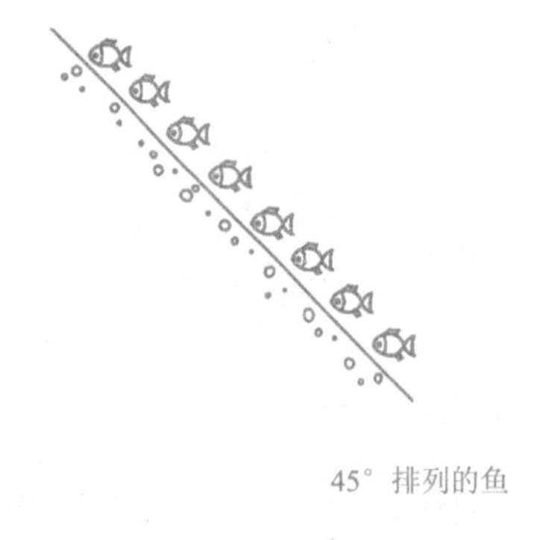

45° 排列的鱼

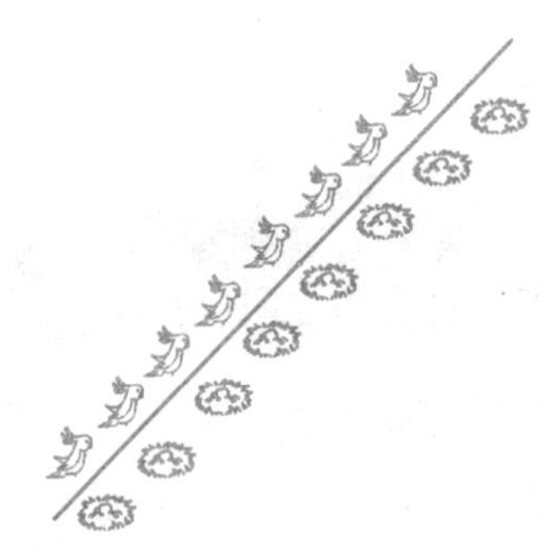

135° 排列的小鸟

▲ 图24 画图案排列游戏

小火车游戏

有的孩子家里有带轨道的小火车，可以用来做纠正散光眼的游戏。按散光处方上的散光角度，把小火车轨道摆成“8”字形的轨道。先用隐形画笔沿垂直轨道扫动几秒，闭上眼睛重复上述动作。睁开眼睛，用隐形画笔沿水平轨道扫动几秒，闭上眼睛重复上述动作。再睁开眼睛，用隐形画笔沿“8”字形轨道扫动几秒，闭上眼睛重复上述动作。睁开眼睛，记住小火车轨道的画面。闭上眼睛想象火车驶过全部轨道。做3遍以后，想象火车驶入森林里，一车厢小猴子接上火车头，一会儿又接上了一车厢蘑菇、一车厢野花、一车厢大木头……车厢越来越长，沿着摆好的轨道，轰隆隆驶出森林……这个游戏运用右脑的图形记忆，让眼睛按特定的角度运动，来放松散光眼的眼肌疲劳，以达到降低散光眼模糊程度的治疗效果。

配镜治疗散光

散光眼看东西形状扭曲变形，不清晰。儿童青少年时期，为避免物像在视网膜上形成朦胧影像，影响视觉发育，可以用散光镜片来矫正。对中高度的散光，如能得到早期矫治，不但能提高孩子的生活质量，而且能降低散光的发展速度。但对于散光度数很低，加上散光片视力没有明显提高，且没有眼痛、头痛症状的孩子，应尽量不要戴散光眼镜。

散光的度数和角度的检查，要力求准确，这样才能达到矫正的目的。不规则散光难以用框架眼镜达到效果者，可考虑角膜接触镜。

斜　视

斜视眼是眼肌的疾病

当我们看见一个斜视眼的孩子时，会以为他的眼球有毛病了。其实除了某些是因眼病引起的斜视外，大多数斜视者眼球本身没有毛病，而是他的眼肌有问题。正常的双眼由12条肌肉控制，12条眼肌肌力平衡，眼球就在正位。当某条眼肌力量过强或过弱，把眼球牵引到一侧，眼球便偏离了正常的视线位置。眼肌的彼此协调失当，会导致一眼向前看时，另一眼歪斜，双眼无法同步运动，斜视就出现了。

一旦孩子出现了斜视，要尽快去医院检查，由医生给孩子制定一个正确的治疗方案。斜视的治疗包括按摩疗法，情绪疗法，引导眼球转向正位的训练，眼罩法治疗，手术、药物疗法治疗，配镜治疗，融合功能训练等（第5～7章中有详细介绍）。

按摩疗法治疗斜视

有的孩子在分娩时，头骨受到挤压，有可能造成散光或斜视。因为眼球肌肉直接连到头骨，以对婴儿的头盖骨进行按摩的方法，可以调整婴儿的斜视。

斜视严重的婴儿，要定期去医院治疗，由医生进行推拿按摩。斜视轻微的，也可以在医生的指导下，由父母进行按摩。要选择合适的穴位和手法，轻柔地、有节奏地、持续地按摩。具体的手法，可参见前文的按摩游戏。

情绪疗法治疗斜视

有斜视的孩子，因为斜视影响了外貌，一方面易自卑，心理压力大；另一方面孩子太过努力地想看清楚事物，造成眼肌压力大，眼睛和身心都容易因疲惫而紧张。而心情的紧张，往往适得其反地加大了斜视的程度。很多内斜视的孩子，大部分也是远视，这些孩子往往有自己独特的看法，行为模式较不易为学校和其他人所接受，心中压抑着怒火，易和外人发生争吵。

父母对这样的孩子，要多做情绪游戏。如内斜视严重的孩子，很容易引起眼睛和大脑的疲劳，通过想象训练，可以让疲劳的眼睛和大脑得到松弛。进行融合气球游戏，消除他的自卑。这些孩子很多充满了活力，可在进行亲子交流时，开导他们的情绪。借表演游戏中角色的口吻，鼓励他们将内心的愤怒表达出来。多带他们进行唱唱跳跳的全身运动。一旦他们身心得以放轻松，斜视将有所减轻。

引导眼球转向正位的训练

自然视力调整法训练斜视有一个原则，是以引导而非强迫的方法来使斜视归正。利用鲜艳的颜色、有趣的玩具，来吸引孩子的注意力，引导斜视眼球转向正常的方向，使他的眼位回到正中央的位置。把纠正斜视眼位的训练，融合在游戏中、生活里，孩子有兴趣，也容易接受。

例如，大一些的孩子，可以和他们进行球类游戏，和孩子玩足球、乒乓球，尽量把球传到与孩子斜眼相反的方向，孩子尽力去救球，眼睛会往那个方向转，对增强眼肌的肌力有好处。转动风车训练、拉风箱运动训练等，可以经常做，这些游戏可吸引斜视眼球向偏斜相反方向运动。对4个月～2岁大的孩子，用镜子、喂饭的小勺、咕咕叫的声音，把孩子的斜眼引向你希望的方向去。拿一些能发声、能闪闪发光的玩具，从孩子斜眼的相反方向，慢慢移到他眼前，再拿开。这些训练都能吸引斜视眼球偏向反方向，既能训练眼肌，也能锻炼晶状体的调节功能。

眼罩法治疗斜视

斜视患儿左右眼传入大脑的图像是不一样的：正常眼图像清晰，斜视眼图像模糊，两个图像难以融合为一个，大脑就抑制斜视眼图像的传入，不让斜视眼工作，从而斜视眼易发展成弱视。眼罩法是遮住正常眼，让斜视眼独立工作，从而提高斜视眼的视力，并使控制斜视眼的大脑区也被刺激，锻炼大脑融合能力。

为使孩子喜欢眼罩，可以在眼罩上画上孩子喜欢的图案，并给玩具们也带上小眼罩，一起做游戏。在好眼被遮盖后，要有意识地让孩子用斜视眼，观察注视细小目标，如画画、穿针、数豆子等，每天坚持10～30分钟，让斜视眼得到锻炼，提高视力和注视能力。还可以在音乐声中，戴上眼罩做摇摆游戏，让孩子戴上扮演海盗的眼罩，做交叉运动游戏、远近移动游戏等，让孩子感觉戴眼罩是非常有趣的事情，这也促使大脑来帮助眼球肌肉放松。

眼罩法简单安全，实用经济，但要严格遵守打开好眼和定期复查的时间。这些时间因孩子的年龄不同而有所不同，必须在医生的指导下，遵守打开好眼和定期复查的时间，以防好眼产生遮盖性弱视。如果眼罩法进行了2个月，斜视眼视力没有任何变化，眼罩法就不适合这个孩子了。如果有效，就应该继续遮盖。什么时候可以停止使用眼罩法，也要遵守医生的指示。

配镜矫正斜视性屈光不正

斜视眼往往伴有屈光不正，配镜是治疗斜视眼最重要的措施之一。有的孩子因屈光不正产生的斜视，一戴上眼镜，斜视眼马上变成正位眼了。孩子要散瞳验光配镜，并且要经常不间断戴眼镜，促使形成双眼单视。内斜的远视、外斜的近视应该全部矫正，外斜视还可用棱镜片矫正，刺激视网膜功能的增强。儿童斜视要每过半年重新验光。

手术、药物疗法治疗斜视

若上述非手术治疗仍不能矫正斜视的患儿，待斜视角度稳定后，需要手术治疗。手术是通过增强或减弱某条眼肌的力量，矫正眼位，使两眼视轴平行，增加恢复双眼视觉可能的治疗方法。选择手术时机，对提高斜视眼的视力很重要。

由疾病或者外伤引起眼肌或神经麻痹而导致的斜视，是麻痹性斜视。麻痹性斜视的治疗，分为非手术治疗和手术治疗。非手术治疗适用于后天性麻痹性斜视，以恢复麻痹的神经和肌肉的功能。要针对病因治疗，使用维生素B_1、维生素B_{12}、丹参、地巴唑等神经营养药物治疗，接受针灸或理疗等。

融合功能训练治疗斜视

正常眼看东西，左右眼产生的两个物像，位置是平衡的，会落在双眼视网膜相对应的点上，并由大脑融合成一个物像，有立体感。斜视眼看东西，左右眼产生的两个物像，位置有偏移，落在双眼视网膜不相对应的点上，就不能融合为单像，使人看东西有重影，缺乏立体感，使学习产生障碍，难以从事精细工作。

因此，经治疗后，斜视眼在外观上回到正位，属于“美容矫正”，之后还需要做针对融合功能的治疗，才能真正达到“斜视功能矫正”。可以用同视机、立体镜、融合训练仪等仪器进行治疗，有的需在医院治疗，也有家用的各种同视机。融合功能训练需每日进行治疗。同视机、立体镜等，既能够做眼球位置矫正锻炼，也可以做融合功能及立体视觉功能训练，达到矫正斜视异常视网膜的目的。

同视机训练的效果有差异

同视机正位训练法，对因屈光不正产生的内斜视，有较好的疗效。对因眼肌肌力缺陷产生的内斜视，按年龄有不同的效果：

① 出生1岁半以内的内斜视几乎无效。

② 2～3岁发生的内斜视，经手术矫正后，再进行完全彻底的眼正位训练，可获得部分融合功能。

③ 5～6岁发生的内斜视，经手术矫正后，再进行完全彻底的眼正位训练，可获得完全的融合功能，恢复双眼单视功能。

交替性外斜视进行正位训练，疗效很好，能获得双眼单视功能。但对固定性外斜视疗效较差，部分患儿手术后，进行正位训练，可以获得双眼单视功能。

弱　视

弱视不是眼球的疾病

有的家长说："我孩子有弱视，看不清。"其实眼睛看不清楚有三种情况：第一种最多见，是屈光不正引起的，如近视、远视、散光等，可以戴眼镜提高视力；第二种是由各种眼病引起，如角膜、晶状体、视网膜及眼神经等疾病，出现视力下降，眼球组织有病变，光戴眼镜不能提高视力，眼科治疗后，提高视力的程度不一；第三种就是弱视。

弱视既不是屈光力的问题，戴眼镜后视力提高不到1.0，也不是普通的眼病，没有眼球组织的病变。弱视有正常的眼球结构，但其视功能发育不正常。因此，弱视不是眼球的疾病，是眼功能异常，其裸眼远视力和矫正远视力，均低于0.9。

早期90%的弱视可以治愈

婴儿出生时只有一双眼睛的外形，须借助光线的刺激和成长期的运用，视觉功能才逐渐发育起来，8～10岁时，孩子的视功能才完全发育成熟。

在儿童视觉发育期，因为先天和后天因素的影响，使视功能发育出现混乱，造成单眼或双眼视力低下，既查不出其他眼病，又不能用眼镜矫正，就形成了弱视。如先天性白内障、青光眼、睑下垂等眼病，阻挡或削弱了光线进入眼内；高度近视眼、高度远视眼、高度散光眼、高度屈光参差、斜视眼等眼部疾病，没有得到及时治疗，没有清晰图像刺激视网膜，使视功能发育不良，孩子也就看不清楚了。

弱视多在幼儿期发病，8岁以上儿童，视觉接近成人，大多能抵抗诱发弱视的病因，一般不会形成弱视。0～10岁是视功能发育的关键期，有很大的可塑性，也是治疗的敏感期。弱视若能早发现、早治疗，90%的孩子都能获得正常视力。一旦延迟到10岁以上，弱视将无治愈的可能。

弱视的治疗方法有：一是提高弱势眼视力的训练，具体有眼罩法、精细作业训练法、视觉刺激训练等；二是提高融合功能训练（第6章中有详细介绍）；三是配镜治疗（第7章中有详细介绍）。

提高单眼弱视力训练法

单眼弱视是指一只眼是弱势眼，另一只眼是正常眼或优势眼。弱势眼受大脑抑制被迫放弃工作。眼罩法就是运用“废则退，用则进”的理论设计的，采用去除大脑对弱势眼的抑制，提供弱势眼独立工作的机会，让弱势眼视力逐渐提高到与健眼相同的水平，这样才能保持双眼的图像都能输入大脑，为产生立体视觉打下基础。

单眼弱视可采用眼罩法和精细作业训练法联合训练。就是让好眼戴上眼罩，孩子用弱势眼做精细工作，如数豆子、穿圈、刺绣等，增加让弱势眼得到锻炼的机会，提升弱势眼的精细工作能力和视细胞的敏感性，加强手、眼、脑的协调能力，以促进弱势眼视力的提高。

视觉刺激训练治疗弱视

弱视是视觉功能发育不良的眼病。视觉刺激训练，就是用光电、红光、黑白条栅等作为刺激原，给弱势眼以光等敏感信号刺激，促进视觉功能的发育，从而提高弱势眼的视力。适用于单双眼弱视的视觉刺激训练包括光栅疗法、红光刺激法、光刷治疗仪、后像仪、同视机治疗等，以及衍生出来的各种视觉治疗仪。有在医院治疗的，也有家用的治疗仪，不管在医院或在家使用，都需在医生的指导下进行。

融合功能训练治疗弱视

弱势眼由于被抑制，图像传不进大脑，弱视儿视中枢便缺乏融合功能，孩子看事物就没有立体感。当弱势眼在提高视力后，患儿应进行眼融合功能训练。在医生的指导下，坚持数月，一般效果比较好，帮助患儿恢复双眼单视功能，让孩子能够重新获得立体视觉，使视力提升，增加看东西的清晰度。

眼融合功能训练包括同视机训练和实体镜、立体镜、融合训练仪、融像卡片、立体卡片等其他各种训练仪。通过训练，使患儿双眼恢复同视功能，增加融合能力，建立立体视觉。这种训练需在医生指导下，在医院或者买家用训练仪进行。每日1次，需持续治疗数月，每天家长要给予孩子督促，保证足够的训练时间。

配镜治疗弱视

同斜视一样，弱视儿童大多有屈光不正，在视觉训练的同时，也应该积极配镜治疗。尤其是屈光参差性弱视，本身就是两眼屈光度数差别太大，两眼的图像无法在大脑里融合，弱势眼被大脑选择性地放弃，而使弱势眼更弱。给弱视儿童配上合适的眼镜，将弱势眼视力提高到与优势眼相差小一些的水平，才会有双眼共同工作。

配镜时，弱势眼镜片的度数与优势眼度数如果差别大，完全按这个度数配，弱势眼可能仍被压抑。为了能让弱势眼积极工作，可以先配一副过渡眼镜，将弱势眼度数减少一些，优势眼的度数往弱势眼度数靠近些，逐渐过渡到需要的度数。因此，在治疗期，弱视儿童要3个月或半年就必须重新验光，镜片的更换也要频繁一些。

治疗弱视的游戏

在弱视孩子的眼中，世界是模糊而晦暗的。弱视孩子的心理，是柔弱而自卑的。发现孩子有弱视，从小就要开始自然疗法：

① 要对弱视孩子做穴位按摩，多与弱视孩子进行亲子交流，给予更多的关爱，放松他们压抑的心情。

② 可进行交叉运动游戏、大脑融合游戏，促进左右脑的发育和融合能力，促进眼脑的联系。

③ 可进行摇摆游戏、远近移动游戏、球类游戏等眼球运动游戏，放松眼肌疲劳，增加眼球的灵活性。

④ 还要带孩子多到户外活动，进行阳光浴眼游戏，改变弱视孩子内向、胆怯的性格，让阳光照亮他们的内心。一个开朗快乐的好心情，会推动视力向良好的方向发展。

弱视治疗贵在坚持

早期发现和早期治疗，是成功治疗弱视的关键。但弱视治疗效果的好坏，取决于能否坚持。

要尽早带孩子去医院检查，请医生制订一个治疗方案，固定医生复查，坚持治疗。弱视治疗是一个为期1～3年的长期过程，要依从医生的治疗方案，家长要有足够的耐心，要劝告孩子有信心和耐心坚持治疗。年幼的弱视孩子很难主动坚持，需要大人的督促与陪同。凡是大人每日能坚持和孩子一起训练的，视力上升就很理想。凡是强调自己“忙”，而把治疗任务全推给孩子的，疗效就很差。

弱视治疗效果还与其他因素有关：屈光不正性弱视疗效最好，其次为屈光参差性弱视，斜视性弱视、形觉剥夺性弱视疗效最差。弱视程度轻，疗程短，疗效好；程度重，疗程长，疗效差。

早治疗、长期坚持治疗，是把弱视儿童从模糊世界带到光明世界来的翅膀！

目前弱视治疗的新观点

关于弱视治疗方面，近年传来了一些新的理念，为弱视患者带来福音。

传统弱视治疗中，有采用遮盖健眼（优视眼），强迫弱视眼注视的方法，是传统弱视治疗的主要方法之一。有专家认为，弱视属于双眼视觉障碍疾病，弱视治疗可以在双眼同时注视下进行。目前新的技术可以定量抑制优视眼，并保证双眼视物。这样既提高了弱视眼单眼视力，又促进了双眼视功能的恢复，还避免了患者因单眼遮盖难看的心理负担，解决了因遮盖时间得不到保证而影响疗效的问题。

另一个新理念是：以往认为，弱视治疗在儿童10岁以后，几乎没有治疗效果。而新的研究证实，对成年弱视患者采用双眼刺激治疗，在重新调整了优势眼和弱视眼相互竞争关系后，可恢复双眼视功能，使50%的弱视者都可以提高2行以上的视力。对于年幼时没有及时进行弱视治疗的患者，超过12岁后，仍可通过治疗提高视力，这真是一个好消息。

低视力与儿童盲

低视力与儿童盲的矫助方法

低视力和儿童盲的孩子，是一群非常不幸的儿童。他们的视力低下，白天室外光线明亮，却感觉晃眼，睁不开眼睛；夜间和光线暗的室内，看东西又不清楚；走路容易撞到东西，外出行动困难。他们的眼球运动不灵敏、不协调，容易发生斜视，没有立体视觉，对物体缺乏远近、前后位置的判断，夹菜、拿东西经常扑空，不能做精细工作。儿童盲的孩子连生活都很难自理，他们性格孤僻、沉默，有的还伴有智力缺陷。

通常的治疗方法，如配镜治疗、手术治疗、药物治疗等，对低视力和儿童盲都没有效果。可以用自然疗法帮助患儿缓解视疲劳；用心理游戏训练来改善他们沉闷的心灵。最主要的是用视力矫助的方法，尽可能帮助他们提高残存视力，让他们看东西更清楚一些：

① 采用特殊的验光检查，结合患儿最需要的视力要求，借助于光学透镜，提高残存的视力。

② 光学眼镜难有效果的，要借助于助视器，去放大注视目标的影像，或增加注视物体的对比度，从而改善患儿的视力。

③ 根据患儿年龄的不同，进行相应的视觉康复训练。

④ 在视觉训练的同时，要进行其他感觉训练，如听觉训练、触觉训练、嗅觉训练、味觉训练等。

什么是助视器

助视器是用不同材料制作的、形状各不相同的设备。它能帮助低视力和儿童盲的患儿把残存视力发挥得更好一些，看东西更清楚一些，所以叫助视器。它能够放大物体在视网膜上的影像，使物像更清晰，能够提高注视物体的明亮度和对比度。它对患儿的视觉只起一个帮助作用，不起治疗作用，就像拐杖帮助腿，但不能治疗腿一样。助视器分为以下两大类：

（1）光学助视器 包括各种材料的眼镜式助视器、远用望远镜、手持放大镜、立体放大镜、近用望远镜等。

（2）非光学助视器 是根据患儿低视力的原因和程度，设计出的一类有助于患儿观察、阅读、书写、行走等活动的设备，如电子助视器、大字印刷品、粗线条图画、写字板、声呐眼镜、激光杖、导盲犬、对话型计算机等。

助视器的选用方法

（1）视力高于0.05以上的孩子 首先应选择最常用的眼镜式助视器，其次是望远镜、放大镜。按远用和近用进行选择：

① 远用可选择远用眼镜式助视器、远用望远镜。

② 近用可选择近用眼镜式助视器、手持放大镜、立体放大镜、近用望远镜等。

③ 近距离阅读要用大字印刷品、粗线条图画、写字板等，减轻眼睛负担，便于看见；还可以用电子助视器，即用电视摄像头拍印刷品，借助闭路电视阅读。优点是阅读范围比较大，但不便携带，需固定阅读位置，并需要阅读者有较好一点的视力。

（2）视力极差的孩子　只有光感的患儿，外出可用声呐眼镜、激光杖、导盲犬等，阅读可用对话型计算机。

（3）有运动失调，走路不稳的孩子　可用大字印刷品、粗线条图画、写字板、立体放大镜、对话型计算机等。不宜使用远用望远镜、手持放大镜等，因这些助视器需手持。

什么是视觉康复训练

眼睛是人类与外界联系的重要器官，外界的信息90%是通过眼睛获得的。帮助低视力和儿童盲提高他们残存视力的使用价值，帮助他们提高生活质量，进行正常社会生活的重要措施。儿童期视力能否提高，取决于视网膜能否得到良好的视刺激。视觉康复训练利用这个原理，对不同年龄的孩子设计了不同的视刺激训练方法，以促使低视力和儿童盲孩子的视力有所提高。视觉训练要在尚有部分残存视力的患儿中进行，如果患儿连光感都没有，就无法进行视觉训练。

如何进行视觉康复训练

按低视力和儿童盲的不同年龄，循序渐进地进行视觉康复训练，即进行视刺激训练：

（1）婴儿最初训练　家长拿手电筒，使光线上下左右、由远到近地移动。进行光刺激的同时，训练患儿追随和固定目标的能力。等婴儿年龄稍大，可以用各种色彩鲜明、背景对比清晰、反光良好的玩具来代替灯光训练。以移动目标的位置来训练孩子眼睛的追随能力，以远近移动来估计孩子的视力状况。尽量让孩子用手触摸玩具，使视觉和手运动觉建立联系。

（2）1岁左右　可把玩具放在他们周围，让他们观察、寻找。可先易后难，先把玩具放在容易找到的地方，然后放在比较隐蔽的地方。逐步训练孩子注意观察周围的事物，如人、动物、家具等。

（3）2～3岁　应根据他们残存的视力，让其观察、辨认不同粗细、不同大小的黑白线条和图画。也要先易后难，由大到小，由远到近，由简单到复杂。先看单一色彩的图，然后看彩色线条图，进一步再看较复杂的图。学会辨认后，再练习患儿手拿笔描图及画画。图的内容要由易到难，尽量与日常所见的实物相联系，如花草、皮球、家具、房屋等。

（4）3岁～学龄前　仍然按照循序渐进的原则，进行更复杂的视觉训练。例如，辨认两张图形的差别，叙述图形里的内容和相互的关系，了解色彩的概念，识别周围环境和物体、人物的关系等。还可以训练较高级的视觉记忆，完成不同难度的拼图等。

（5）阅读训练　对不能阅读的低视力患儿，可进行1年左右的阅读训练。正常人阅读距离在30厘米左右，书不动，眼睛随字行而移动。低视力儿童阅读应尽量靠近眼前，以放大视网膜上的物像。阅读时眼睛不动，书本移动，同时改进照明。经过1年的训练，大多数原来不能阅读的患儿，可获得看书的能力。

经过上述的视觉康复训练，患儿的视觉功能将大大提高，为入学打下基础。

什么是其他感觉康复训练

视觉、听觉、味觉、嗅觉、触觉器官，统称为感觉器官。众所周知，阿炳和贝多芬都是在失明后，才创造出辉煌音乐作品的。这说明当人们失去视觉后，其他的感觉将得到很大的发展，以弥补视觉上的缺陷，这也是“眼瞎耳灵”的道理。因此在对低视力和儿童盲进行视觉训练的同时应开始对其他感觉进行训练，尤其对盲眼的幼儿来说，越早开始越受益。其他感觉能力的提高，将弥补孩子视觉的不足，增强其生活能力。其他感觉训练有如下几种方法：

（1）听觉训练　当视力低下时，听力将增加使用机会，这可促进听力发展。出生3个月后，应该有意识地用舒适的声音刺激婴儿听力，如轻声说话、听点轻音乐，或者在不同的位置摇响小铃铛，婴儿会转动头寻找声音的方向，并让他用手触摸铃铛。随着儿童年龄变大，要训练眼盲儿童辨别周围生活里不同的声音和含义，如人走路声、流水声、开关门声等。听觉的提高可以弥补视觉的不足，为以后生活自理打下基础。

（2）触觉训练 触觉也叫触运动知觉。对于儿童盲的孩子，触觉是他们获知外界信息的另一重要途径。刚开始可以让孩子触摸不同的物体，并告诉他这些物体的名称，然后再让他摸着物体回答名称，使孩子对物体形状和名称建立记忆。再后来要让孩子触摸物体，了解物体间的关系，如锁与钥匙的关系、瓶子与瓶盖的关系、桌子和凳子的关系等。敏锐的触觉可以弥补看不清的缺憾，增强适应周围环境的能力，也为孩子学盲文打基础。

（3）嗅觉、味觉训练 让患儿用舌头舔糖、盐、辣椒酱等训练味觉。大一些的孩子可训练其闻周围不同的气味。这些都是视觉差的孩子提高环境适应能力的有效训练方法。

10

让孩子远离视觉不良

人的一生视力都处在变化中

每个人从出生到老年，视力并不是一成不变的。除去先天的视力不良，随着年龄的增长，正常人的视力也在不断地变化中，其中有两段时期有较大的变化。

第一段时期是从出生到16岁。刚出生的婴儿都是远视眼，他们看不清楚外界的物体。随着眼球与身体的同步发育，孩子的视力状况就发生了变化：大多数孩子眼轴逐渐变长，远视度数逐渐降低，在6岁左右远视力可达到1.0，变成了正视眼。这也是6～7岁开始上小学的生理年龄依据；少部分孩子远视度不能降低，成为真正的远视眼；另一部分孩子上学后，视力由正视逐渐向近视发展，最后成了近视眼。

第二段时期是45岁左右。人眼开始老花，远视度数又开始增加，看近逐渐不清楚，需要老花镜的帮助。

人的一生中，还有因各种眼病和眼外伤等伤害，也有使视力急剧下降或失明的可能。因此，要想拥有一双明亮的眼睛，认识自己的眼睛，保护好自己的眼睛，需要一生的努力。

黑眼睛需要光明的启动

刚出生的婴儿为什么一副茫然表情，无法看清楚外界呢？除了婴儿都是生理性远视眼外，还因为此时婴儿的眼睛没有发育成熟，缺乏视觉能力或视功能极差；大脑也没有发育成熟，没有识别和记忆外界图像的功能。因此刚出生的婴儿，只有眼睛的基本结构和外形，还没有形成视觉功能。

当婴儿降生在人间，明亮的光线照入眼睛，刺激了视神经的发育，眼睛开始注视东西，并用手摸嘴啃的方式，把认识到的东西图像，经过视神经传到大脑，大脑就开始识别、记忆传入的图像。以后当这些物体在光线的照射下，形成了光信息聚焦于视网膜，经视神经传入到大脑后视中枢进行分辨、识别后，再由大脑经视神经传出到眼睛，才具有认识外界图像的能力，也就是有了视觉功能。

所以婴儿的眼睛需要光明的启动，才能发育成有视觉意义的眼睛；同时，婴儿的大脑也需要传入图像的刺激，才能获得识别、记忆图像的功能，这些都需要在光亮的环境里完成。

视觉好坏关键在童年

人的眼睛有两个变化时期，第一个时期是16岁以前，是眼球和视觉发育成熟期；第二个时期是45岁以后的老花时期。而对人视觉影响最重要的是第一个时期。刚出生的婴儿，眼轴只有17毫米，而成人为24毫米。按规律，眼轴每短1毫米就增加300度远视；眼轴每长1毫米，就增加300度近视。看起来婴儿应该是高度远视眼，但婴儿的角膜弯曲度和晶状体的凸度比成人大，后两者抵消了婴儿的部分远视度数，因此婴儿的远视在200～300度，是生理性远视。随后孩子在长身体，眼球也在增大。这时眼轴逐渐加长，晶状体逐渐变扁，角膜逐渐变平，在相互协调下，远视度数也逐渐降低。到6～7岁，婴儿期的300度左右的远视基本消失，视力可达1.0，变成了正视眼。这个时期随各人眼球的发展，孩子的视力发生了分野：一部分孩子成了正视眼；另一部分孩子眼轴发展过快，与晶状体变扁、角膜变平不相协调，成了近视眼，这是指因眼球发育而形成的近视眼，不包括正视眼里部分孩子上学后因用眼过度形成的后天获得性近视眼；还有部分孩子，因眼轴发育不足或晶状体变扁、角膜变平过多，婴儿期生理性远视不能全部消失，就成了远视眼。

在童年，除了视力逐渐发育，孩子眼睛的其他视功能，如融合功能、立体功能、双眼协调运动功能等，也随年龄而逐渐发育成熟，以后才能承担眼睛的各种视功能。

在此期间，如果有先天和后天因素的干扰，都会影响视功能正常发育，而造成视觉低下、弱视或失明。儿童期的视觉低下如果能够早发现、早治疗，还能部分或全部挽救视力，否则视力降低的影响将是一生的。所以，视觉好坏关键在童年，尤其是在童年视觉发育的两个重要时期——关键期和敏感期。

不要错过孩子视觉发育的关键期

孩子视觉发育的关键期，是在婴儿出生至3岁期间，这是决定孩子将来视功能好坏的基础时期。

新生儿虽然有了一双外形看起来正常的眼睛，但眼睛视觉功能并没有发育成熟，大脑的识别功能也未建立起来，也就是没有注视力，他们看外界的眼神是茫然的，眼睛的运动是无意识的、随意的。因此，新生儿在短时间内对外界是视而不见的，更谈不上认人了。

0～3岁是孩子眼球迅速增大的高峰期，也是视觉功能飞速发育的时期。首先，婴儿是用手脚触摸和嘴唇触咬的方式，去认识外界物体的，并同时开始用大脑视中枢去识别、记忆它们。在这种触摸过程里，婴儿的注视能力和识别能力逐渐而迅速地建立了起来。这样他就先认识了妈妈，而后再认识了其他物体。长时间把婴儿包成“蜡烛包”是不科学的，无形中阻挡了婴儿用手脚触摸的方式去认识外界的过程，延迟了视觉的发展。

孩子眼睛的注视力、识别力等重要功能，都是在此期间形成的。因此孩子今后能否拥有正常视功能，就看在这个时期视觉的发育是否正常了。所以把0～3岁称为眼睛发育的关键期。这个特殊的发育期若被错过，必定对孩子视力的发育产生重要的影响。

不要错过孩子视觉发育的敏感期

孩子视觉发育的敏感期，是婴儿从出生至12岁期间，这期间孩子的各种视觉功能会进一步发育成熟。在此期间，孩子的视觉具有强大的可塑性和敏感性。

什么叫视觉可塑性？刚出生的婴儿，大脑没有记忆、想象、思维、综合分析的能力，眼睛也可以说没有视力，没有调节、集合、融像、立体视功能。人体的这些能力都是在接受外部刺激后逐渐发育起来的。外部刺激可以直接影响视觉的发育，称为视觉的可塑性。儿童在0～3岁时眼球迅速增大，3～12岁时眼球持续缓慢增大，到15～16岁时眼球基本如成人眼球的大小。在此期间有很多重要功能在逐步发育成熟，如双眼协调运动的形成，融合视觉、立体视觉、空间概念等的进一步加强。3～12岁儿童的视功能处于形成和加强的阶段，还没有完全定型，尚有很大的可塑性和敏感性。

如果孩子的眼睛在发育中受到某种干扰，这些功能发育受阻，就会产生弱视。但只要在5～6岁，最迟不超过12岁，能得到及时的矫正和治疗，大多数弱视孩子的视力都能恢复正常。因为这时期孩子的眼睛对治疗是最敏感的，治疗效果是最好的。而错过了这个敏感期，治愈的可能性就很渺茫了，所以称0～12岁为眼睛发育的敏感期。父母认真关注孩子视觉发育的关键期和敏感期具有特殊的意义。

哪些因素能影响孩子视觉发育

（1）眼睛先天发育障碍　由于遗传的因素，孩子有先天性白内障、上睑下垂、倒睫毛等，使进入眼内的光线被阻挡或削弱了，“剥夺了”视细胞接受光刺激的机会，会使眼睛的视神经细胞发育不好，使视觉发育受阻。

（2）后天的眼病影响　如童年期的孩子患角膜炎，或因眼外伤使角膜浑浊、晶状体浑浊、玻璃体浑浊等，就会影响到孩子眼睛的透明度，就像在孩子眼前挂了个窗帘一样，光线被阻挡或削弱了。如果不能及时治疗，眼睛缺乏光明，孩子的视觉会发育不良，成年后的视力就无法提高了。

（3）孩子的视力不良没有得到及时、正确治疗　由于遗传的因素，孩子生下来就是高度近视眼、远视眼、散光眼等，但没有尽早矫正和治疗的，这样孩子视物时眼睛会长期处在朦胧状态。这种不清晰的图像，对视细胞的刺激也是不清晰的，将使视细胞发育不良，而形成弱视。儿童弱视若不及时治疗，眼睛产生的视力低下将是陪伴终生的。

（4）违背视觉发展规律的“早教”带来的弊病　我们已经知道，孩子的视觉是在童年逐步发育成熟的。一句“不要让孩子输在起跑线上”的口号，让不少家长错误地认为孩子从摇篮时期就要开始“早教”，出现了几个月认字和1～2岁学习数学、英语等现象。6岁前的孩子整体视觉没有发育成熟，眼球又有强大的可塑性，看书写字本来就吃力，学习时眼肌必然加重了对眼球的压迫，眼轴就被拉长，从而形成了近视。后天近视正常情况是在上学后才出现，但现在有报道，早至4岁的孩童就有出现后天近视的现象，这是不适当的“早教”带来的弊端。

（5）中小学生用眼负担太重的后果　上学后的孩子在强大的升学压力下，因学习负担太重，长时间近距离看书是形成近视的主要原因。

（6）心理压力促成近视 眼睛接受了外界的物体图像信号，再转化为电信号由视神经传入大脑，在大脑视中枢综合识别后形成视觉。也就是说，人是用脑来看东西的，不单是用眼睛来看东西的。因此有研究表明，孩子处在恐惧、焦虑的环境下，孩子处在被训斥、被责骂的心理压力下，视中枢会传递出让人体各器官紧张的指令，眼肌的持续紧张，也会形成近视或远视。

（7）营养对发育的影响 儿童期是身体全面发育时期，眼球和大脑都需要蛋白质、维生素、矿物质的支持才能正常发育。如果孩子偏食或挑食，缺乏均衡的饮食，不仅影响大脑和视网膜发育，也使眼壁发育不够坚韧。受眼肌收缩的挤压后，眼轴也容易被拉长，这些影响发育的因素也必定会影响视觉功能。

为了让孩子能获得良好视力，就要尽量减少儿童青少年时期这些影响视觉的因素。

中国学生视力不良发展趋势

当孩子们跨入学校大门后，部分孩子的小眼镜就如影相随。北京大学的林琬生教授从1985年到2005年20年间对全国城市学校男女生视力不良检出率进行比较，结果如下。

男生视力不良检出率为

7岁：1985年9.61%，2000年23.60%，2005年26.25%；

11岁：1985年22.55%，2000年28.40%，2005年44.37%；

17岁：1985年59.80%，2000年76.90%，2005年78.00%；

19～22岁：1985年69.50%，2000年78.70%，2005年81.35%。

女生视力不良检出率为

7岁：1985年12.75%，2000年29.10%，2005年30.49%；

11岁：1985年26.64%，2000年37.70%，2005年53.64%；

17岁：1985年66.07%，2000年83.40%，2005年85.11%；

19～22岁：1985年72.46%，2000年82.20%，2005年83.48%。

从这个比较结果可以看出，20年间，我国城市学生的视力不良发生率呈现直线上升趋势，这说明随着经济的发展，我国学生的学习负担非但没有减轻，再加上电脑、电视、网络、游戏机等用眼的增加，更进一步加重了学生眼睛的疲劳。随孩子年龄增长、年级的升高，视力不良发生也逐年上升。这与年级越高、学习压力越重、学习时间越长有明显的关系。女生整体的视力不良发生率要高于男生，这可能与女生户外运动普遍少于男生，女生大多更喜欢室内活动有关。

据有关报道，中国近视的发生率仅次于日本，上述中国学生视力不良的发展趋势的确让人担忧。关注孩子的视力，减低近视眼的发病率，已经成了家长、学校、社会共同关心的话题。

视觉不好对孩子影响多多

（1）直接影响孩子的学习　视力不好的孩子，读写有困难，上学以后随着学习负担的加重，眼睛就更吃力了。他们或者看不清黑板上的小字，或者看见字变形扭曲，学习时间稍长就心烦意乱，注意力涣散，时常会感到头晕眼胀，疲劳。孩子有这样的视力和精神状态，对学习会有抵触情绪。厌倦读书，不爱学习，从而直接影响学习成绩。如果家长忽视关注孩子的视力，不减轻孩子的学习负担，一味与别的孩子攀比成绩，只能适得其反，孩子的眼镜度数会不断上升，学习成绩会节节下降。

（2）间接影响了孩子的性格　在生活中常可以看见一些“小眼镜”的孩子，性格过于沉默、文静，缺乏孩子应有的活泼。尤其是一些有先天性高度近视散光和高度远视散光的孩子，如果配镜太迟，即使戴上眼镜，视力也难以提高。这样的孩子看世界一片朦胧，他们不喜欢出门玩，不喜欢体育运动，见了人就低着头，不爱说话，性格非常内向、孤僻，个子也低于同龄儿童。视力低下严重影响了孩子性格的发展。

（3）限制了孩子的人生发展　视觉低下的孩子成年后，将面临择业的局限性。众所周知，考大学、参军、招工等，对视力都是有要求的，例如有色盲的孩子，不能从事司机、航海、化验等职业。高度近视的孩子，年长以后有并发玻璃体浑浊、视网膜脱离等的可能，视力也会随之严重下降。那些过度用眼的工作和需重体力的行业，就不适合他们。视觉的低下，无形中缩小了他们的就业面，失去一些工作机会，影响他们的发展。

童年是改善视觉的最佳时期

孩子的童年期，既是眼睛视觉发育的成熟阶段，也是视觉发育的敏感期和关键期，因此是视功能可塑性很强的时期。处在敏感期的孩子，其视觉缺陷，是有可逆性的，对治疗的反应是极其敏感的。例如因先天性白内障、上睑下垂、倒睫毛或角膜浑浊等造成视力低下的孩子，眼病形成了一道“眼前的窗帘”，阻挡或削弱了进入眼内的光线。如果早期积极治疗，去掉“窗帘”，眼睛还能有接受光刺激的机会，视细胞还能发育好，使孩子免受视力低下之苦。但如果在敏感期和关键期以后再治疗，视神经细胞已失去了发育的机会，视力的上升基本是不可能的了，同时还会影响其他视功能的发育，使孩子的整体视觉发育不良。

同样，有了近视、远视、散光的孩子，如果视力没有得到矫正，看东西的图像是模糊的，难以对视网膜细胞形成良好的刺激，也会形成视功能不正常的弱视。如果积极治疗弱视，大多数孩子能恢复良好视力；如延迟到12岁以后再治疗，错过了最佳时机，治疗效果会很差，孩子将终生在朦胧的世界里生活。因此，童年是改善视力的最佳时期，父母如果多关注点孩子的眼睛，他们的世界将明亮许多。

不要把视觉遗憾留在童年

眼睛是认识世界的窗户，能拥有一双明亮的眼睛，将使生活丰富多彩，将把生命与事业推上一个高度。爱护孩子的眼睛，要从童年开始，要从小给他们奠定一个良好的视觉基础。童年是美好的，是小生命生长的旺盛期。因此，童年充满了机会，是改善视觉的最佳时期。家长在关注孩子的早教和营养时，也要多关注孩子的眼睛。

如何才能让孩子远离视觉不良呢？首先要重视优生优育，防止先天性眼病的发生；要关注孩子视力发展；要保护视力良好孩子的眼睛，不要让他们在学龄视力分野期往近视发展；对那些有视觉缺陷的孩子，要在童年尽早对眼睛进行治疗，极大地改善孩子的视觉状况；要“治假防真”，要防止近视演变为高度近视；童年期，要加强对孩子的保护，不要让孩子的眼睛遭受光

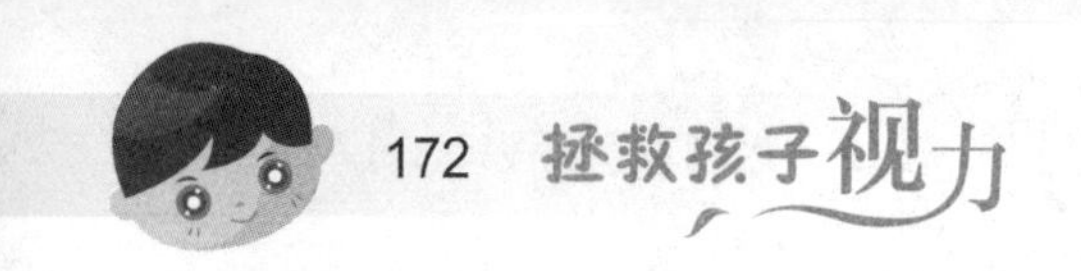

污染、噪声污染；不要让眼睛感染传染病，感染寄生虫眼病；避免眼外伤、化学性伤、火热烫伤等不幸事件的发生；要抓住童年眼睛发育的敏感期和关键期，为孩子一生拥有好视力打下基础，而不要留下视觉遗憾。

先天性眼病的形成

先天性眼病，顾名思义就是婴儿一出生就具有的眼病，如大家熟知的先天性白内障、先天性青光眼、先天性上睑下垂等。先天性眼病是如何形成的呢？主要原因有两种：一是基因遗传的内因；二是围生期的外因。

基因遗传是由于其父辈或母辈家族有基因缺陷而代代相传所引起。常见遗传性眼病有：病理性近视、先天性青光眼、先天性白内障、视网膜母细胞瘤、先天性上睑下垂、遗传性夜盲、原发性视网膜色素变性、红绿色盲、先天性角膜营养不良、白化病、家族性黑矇性痴呆、先天性眼球震颤、遗传性视神经萎缩、大脑-颜面-眼血管瘤等。

围生期的外因有以下几种：

① 孕妇在怀孕期间患病。最常见的是妊娠头3个月准妈妈感染了风疹，易引发胎儿眼睛先天畸形，如先天性白内障、先天性青光眼、小角膜等，其中以先天性白内障发病率最高。胚胎早期晶状体形成，但眼睑和角膜都没有形成，晶状体直接浸泡在含有风疹病毒的羊水里而致病。妊娠3个月以后，即使感染了风疹病毒，因胎儿眼睑和角膜逐渐形成，保护了晶状体免受病毒的侵袭，先天性白内障发病率较低。

② 化学和药物的影响。专家们进行了很多动物实验，证明以下药物可致先天性眼病：土霉素、四环素、链霉素、氯喹、氯丙嗪、皮质激素、抗癫痫药、苯丙胺、抗叶酸药、甲氨蝶呤、沙利度胺（反应停）等，可以使胎儿眼睛致畸。化学物质可以致畸的情况还有：铅、锂和镁过量可致独眼；偶氮染料致白内障、视网膜异常；二硝基酚致白内障等。

③ 物理和辐射影响。妊娠期受X射线辐射，可导致胎儿小眼球、无眼球；妊娠期接受超声波治疗的孕妇，可致胚胎白内障；早产儿、低体重儿接受吸氧治疗不适当者，会引起早产儿视网膜病变。

④ 营养和代谢的影响。孕妇严重缺乏维生素A，可使胎儿出现夜盲、干

眼症、小角膜、眼裂缺损；孕妇在甲状腺肿大地区，胎儿先天性白内障和先天性青光眼有增多趋势。

⑤ 烟酒的影响。烟中尼古丁可使胎儿发育不良，产生先天性白内障、小角膜、色素膜缺损、眼球震颤。孕妇饮酒，可使胎儿产生酒精中毒，使神经系统发育不良，产生斜视、小眼球、视神经萎缩、眼球震颤等。

优生优育给孩子带来福音

我们已经知道，遗传是先天性眼病发生的首要因素。要减少先天性眼病的发生，首先要重视优生优育。有遗传性眼病家族史的人群，婚前要到医院进行遗传咨询，作婚前检查；如果男女家族都有同种先天性眼病史的情况，则不适合结婚。已经结婚的，要咨询医生，对所生孩子发病风险进行评估，若风险太大，就不要生育，因为缺陷基因的叠加效果将给孩子带来一生的痛苦。如果生育前没有作咨询，自己家族又有遗传病史的夫妇，在婴儿出生以后要高度关注孩子的眼睛，以免错过最佳治疗时间。有研究显示，高度近视眼有明显的遗传性，这就提醒我们要注重优生优育。

最常见的遗传性眼病

下面介绍几种发病最多的遗传性眼病：

（1）病理性近视 又叫高度近视、进行性近视、变性性近视。近视度数在上千度以上，度数还在不断增加，眼轴极度拉长，眼底视网膜有萎缩变化，易发生玻璃体液化、视网膜脱落等症，这种病理性近视与遗传关系很大。统计表明，父母双方均高度近视者，其子女遗传近视率明显高于其他家系；父母一方是高度近视者，子女遗传近视率处于中等；父母没有高度近视者，子女患近视率最低。为降低子女近视的遗传因素，有高度近视的人，最好不选择有高度近视眼家族史的人结婚。因为双方都是高度近视，对下一代视力影响太大，孩子一出生就是高度近视，而且还可能会有很多并发症，例如玻璃体浑浊、视网膜变性、视网膜脱离等，不但远视力难以用眼镜提高，就是近视力也会受到影响。为了让孩子以后不遭受痛苦，就应该从优生的角度理智地选择配偶，尽量减轻由于遗传给孩子眼睛带来的影响。

在实际生活中，夫妻一方有近视遗传因子，并不代表子女全部有近视。当有家族近视遗传的子代不表现出近视时，称为近视因子不表现或不外显。这时近视就是不显现的，但他仍是近视因子的携带者。如果他与有家族近视遗传的一方结婚后，其子女就有可能是先天性近视眼。所以有必要提醒恋爱中的年轻人，为了后代眼睛的健康，两者都有高度近视家族史的男女，最好不要结婚。结婚的双方，最好有一方来自视力正常或只有轻度近视的家庭。把好优生这一关，将子代近视遗传的风险降到最低，将造福于子孙后代。

（2）先天性青光眼　又叫“大眼睛”，患儿有一双超过正常孩子黑眼球的大眼睛，但不是亮晶晶的，而是灰蒙蒙的，患儿视力不好，眼睛怕光流泪。发现孩子有上述症状，要及时就医，尽早手术，这是挽救孩子视力的唯一办法。如延误治疗，高眼压会伤害视神经，使其萎缩，孩子将终身生活在黑暗里。先天性青光眼遗传性很高，如双方都有此病的遗传史，千万不要结婚。

（3）先天性白内障　又叫“白矇眼”，孩子生下来瞳孔区就发白，也应尽快看医生，经检查诊断明确以后，就要尽早手术。如白内障不摘除，阻挡了光线进入眼睛，视神经细胞得不到光的刺激无法发育，就会形成难以治愈的弱视。

以前对先天性白内障的孩子，都是施行白内障切除并植入人工晶体的方法，但对于2岁以内的孩子，因其眼睛未发育好，晶体度数难把握，不适合同时植入人工晶状体；没有人工晶体，会影响视力，是眼科的难题，也是父母揪心的事情。2016年3月传来好消息：我国中山大学中山眼科中心刘奕志主任，带领团队经过18年的研究，取得重大突破，他们创造了一种超微创手术方法，把混浊晶状体核摘除，利用孩子自身晶状体边缘的干细胞，在原位长出透明的晶状体。他们为12个2岁以内的先天性白内障患儿，施行了手术，3个月后，所有的孩子眼睛都再生出透明的晶状体。该研究是未来视觉修复的重要方向。

（4）视网膜母细胞瘤　又叫“猫眼”，肿瘤长在眼底后极部，随肿瘤逐渐长大，视力高度丧失，眼压增高，瞳孔散大，肿瘤在瞳孔区呈现灰白色“猫眼”样反光。目前对此肿瘤没有有效的预防办法，由于此病对眼睛危害极大，有此遗传史的妇女不要生育，如果已经怀孕，可抽羊水作视网膜母细胞瘤基因突变检查。如检查结果是阳性的，要立刻中止妊娠。对视网膜母细胞瘤患者所生的子女，从一岁起要作定期眼底检查，发现有病变者应立即手术，尽可能保住部分视力。

（5）先天性上睑下垂　又叫“望天眼”，患儿双上眼睑抬不上去，眼睛睁不大，看东西常呈仰头抬下巴写望天状。下垂的上眼睑往往遮盖部分瞳孔，减少进入眼睛里的光线，影响视神经细胞的发育，易形成弱视，应尽早手术。

（6）原发性视网膜色素变性　也叫遗传性夜盲。儿童期发病时，开始仅暗适应能力减退，随年龄增长，病情加重。到青年时，视力大减，稍暗处就不辨五指，影响行动。目前对原发性视网膜色素变性还没有有效的治疗办法，患者最好不要生育。

（7）先天性色盲　是遗传性色觉障碍，视细胞里红、绿、蓝三种感光细胞部分或全部缺乏，男性发病比女性高5倍。先天性色盲是性染色体连锁隐性遗传，也就是说，父母双方是色盲，子女全部色盲。父母一方色盲，所生男孩大多是色盲，女孩大多正常但带有色盲遗传因子；其女和正常男结婚，所生男孩一半会是色盲，所生女孩全部正常，但一半带有色盲遗传因子。先天性色盲无治疗办法，主要靠优生优育控制。色盲男性不能和色盲女性结婚，或者结婚但不育；色盲男性和正常女性结婚，他们最好生男不生女，男无色盲，女性会带色盲基因遗传下去；色盲女性和正常男性结婚，最好不生男，男全色盲，女带遗传基因，长大再和正常男性结婚生女，一半女带遗传基因，以此类推传代，数十年后，后代色盲遗传率可大大降低。

妊娠期是保护孩子视力的第一关口

一个小生命在准妈妈肚里孕育成长，除了保证胎儿的营养外，还要保证胎儿眼睛的正常发育。母亲营养不良和代谢失调，如维生素A缺乏，有缺钙、手抽筋史，或甲状旁腺肿大、妊娠期营养不良、盆腔受放射线照射、酗酒等，均可使胎儿晶状体、视神经、视网膜发育不良，影响将来孩子的视力，或形成弱视。

母亲在妊娠前3个月，如感染了风疹、麻疹、腮腺炎、梅毒等病毒，也可以引起胎儿先天性白内障，其中影响最显著的是受到风疹病毒的感染。在妊娠2个月时，母亲受到风疹病毒感染，导致婴儿风疹性白内障的发病率为100%；在妊娠3个月时，母亲受到风疹病毒感染，导致婴儿风疹性白内障的发病率达50%。

因此，孕妈妈要注意妊娠期营养搭配。在妊娠前3个月里，要远离风疹等传染病患者，以避免胎儿在其视器官发育期被病毒感染。母亲在妊娠的前3个月感染风疹病毒，应中止妊娠。妊娠的母亲要禁酒禁烟，避免遭受放射线辐射等。把好保护孩子视力的第一道关口，避免孩子患上先天性眼病，争取生一个眼睛健康的宝宝。

准妈妈注意事项

遗传性眼病和先天性眼病给孩子和家庭带来的痛苦是不言而喻的，预防其发生应该是我们的重点。预防的措施要从发病原因入手，避免遗传性眼病的发生，主要是抓好优生优育。下面就谈谈在怀孕期间（也叫围生期），如何作好孕妇保健措施，减少对胎儿的伤害，避免先天性眼病的发生。

（1）远离化学物质 要远离甲醛、铅、砷、苯、铬、锂、偶氮染料、一氧化氮、二硝基酚、农药，如果工作场所有上述化学物质，要申请暂时调离场所；汽车尾气里含有铅，孕妇不要在车水马龙的街边长待；油漆、涂料里含有大量的甲醛、苯等有害废物，它们的蒸发会污染空气，孕妇要避免住在新装修的房里闻甲醛味道大的新家具。

（2）少用眼力 怀孕后期由于存在角膜水肿，角膜表面弯曲弧度发生改变，睫状肌调节能力减弱等原因，孕妇会发生视疲劳、视物不清的现象。因此怀孕期间要少看书、少看电视。

（3）防止患风疹 孕妇患上风疹对胎儿眼睛的影响很大，如果在怀孕2个月时感染风疹病毒，婴儿先天性白内障的发生率将达100%；怀孕3个月时感染风疹病毒，白内障发生率可达50%。在风疹流行期间，孕妇要少去人口密集、空气不流通的场所，预防感染风疹病毒。

（4）少用药 怀孕期间少去人多的地方，以免被传染上疾病，因为孕妇生病后，好多药是不能用的。例如能致胎儿白内障的四环素、氯霉素、糖皮质激素；致视网膜先天疾病的乙胺嘧啶、氯喹；致眼畸形的苯海拉明、奎宁、氯丙嗪、环磷酰胺等。怀孕期间也要慎用鱼肝油，要小量短期使用，大量也可致胎儿眼睛畸形。如果生病了，一定要让医生谨慎用药。

（5）戒烟酒　孕妇和家中成员都应该戒烟，在公共场所要远离吸烟者，劝告办公室里吸烟的同事避开自己，减少二手烟对胎儿的毒害。

（6）加强营养　多吃动物蛋白和植物蛋白含量丰富的食物，如鸡蛋、鱼、瘦肉等；孕妇缺钙易引起胎儿手足抽搐和诱发白内障，应多吃富含钙、铁、锌、磷、碘的食物，如牛奶、海带、谷类、豆类、海鱼、菠菜等，让胎儿得到丰富而均衡的营养，健康地发育。

（7）创造一个舒适的环境　准妈妈住的房子要向南，阳光充沛，通风好，远离噪声，远离厨房油烟。准妈妈睡眠要充足，每天要散步，多听一些舒缓优美的音乐，看些优雅的文字、鲜艳的图画，保持心情愉快。

妊娠期是女性一个特殊的时期，准妈妈的身体机能会发生较大改变，会对眼睛造成程度不同的影响。比如：

① 眼周色素加深：部分准妈妈会出现“黑眼圈”。这是孕期激素水平的改变，使皮肤会产生色素沉淀。这种正常的生理反应，大部分都会在产后慢慢变淡。孕妈妈不要急于使用药物去修复，易对胎儿有影响。

② 眼睛干涩、异物感：怀孕初期，眼角膜的敏感度降低，泪液分泌减少，泪液中的黏液成分增加，泪液无法正常润滑眼睛和保护眼睛。容易造成干眼症，表现为眼睛灼痛、发痒、怕光。这个阶段准妈妈最好不要佩戴隐形眼镜，尽量避免角膜损伤带来的风险。

③ 屈光不正：在怀孕的后期，孕妇看近物时，容易有朦胧看不清楚的感觉，是由于孕期轻度屈光不正或角膜水肿造成，大部分情况可以在产后6周左右恢复。如果孕妈妈原来的眼镜度数不合适了，先不要更换眼镜，产后一个月左右才会逐步恢复，此时再去验光，才能得出准确度数。

迎接小天使，从新生儿眼保健做起

小天使的降生，会给全家带来欢喜。要让小天使拥有明亮的眼睛，必须从新生儿开始做好婴儿的眼保健。

（1）预防产道细菌侵袭新生儿眼睛　在分娩时新生儿要经过产道的挤

压娩出，这样就增加了新生儿眼结膜囊被产道细菌污染的可能性，并由此引发新生儿急性眼炎，可直接损伤角膜。因此助产医生在新生儿娩出后，清洁新生儿眼睑上的污物，或立即给孩子结膜囊滴入0.3%氧氟沙星眼药水。这是孩子出世后，第一道眼保健的防线。

（2）防止强光照射，保护新生儿娇嫩的视网膜细胞　宝宝出生后，年轻父母都希望给自己的宝宝留下全程的影像资料。因此刚一出产房就拍下第一张相片，满月、百天、生日，更是拍了无数相片。婴儿的眼睛还在发育期，视网膜感光细胞非常娇嫩和敏感，给6个月内的婴儿拍照，要用自然光，不要用闪光灯，以免强烈的光线损害视网膜细胞。有的家长把宝宝抱到室外去晒太阳，让孩子的脸面对太阳，强烈的太阳光会刺激孩子的眼睛。带孩子去晒太阳是对的，但不要让太阳直照宝宝的眼睛。正确的做法是应该背对太阳，让孩子的后脑、背、胳膊、腿接受阳光照射。

（3）宝宝房间要有充足而合适的光线　宝宝房间的光线既不能太强，也不能太暗。有的家长把孩子房间的灯弄得度数太大，或者在宝宝的小床上挂雪亮的灯，明晃晃的灯光直射在孩子的眼睛上，容易伤害敏感的视网膜。另有一些产妇月子期间，怕光怕风，关门闭户，拉上两层厚窗帘，关上所有的灯，弄得房间十分黑暗，这也不利于孩子的视觉发育。我们知道新生儿只是有了眼睛的形态，视功能是出生后逐渐发育成熟的。初生儿视力仅有0.01～0.02，6个月后升为0.06，3岁0.7左右，4～6岁达1.0。在这个发育过程中，黑眼睛需要光明的启动，视细胞需要光线的刺激，如果婴儿房间一直搞得很昏暗，缺乏光线的刺激，婴儿的视细胞就难以正常发育，这种环境肯定影响视力。所以当婴儿醒来时，要拉开窗帘，让孩子眼睛接受充足的光线。

（4）不要把玩具固定挂在小床上面　准爸爸准妈妈为将出生的宝宝准备物品时，少不了买小床。而商家也将童床、蚊帐、床上挂的玩具一同卖出；而一些育儿书上也提倡小床上挂五颜六色的玩具，让躺在床上的宝宝接受颜色的刺激。但这里面存在一些问题：一是有些妈妈将玩具挂得太低，距孩子眼睛小于30厘米；二是玩具固定在一个位置不动。人眼看30厘米以内近处是需要调节和集合功能的，长时间让孩子看近处固定的东西，会引起眼内集合过强的内斜视，会因调节过度而导致视疲劳，影响眼睛的屈光。因此最好不要把玩具固定挂在小床上的某个位置，应每天变换挂的位置，或者干脆就是妈妈手拿玩具，忽远忽近、忽左忽右地移动，让婴儿眼睛追随玩具运动，每次时间10分钟左右。

（5）保持婴儿眼睛卫生 每天给孩子洗脸、洗眼睛，要用专用的小纱巾，不要把水弄到孩子眼睛里。婴儿困倦时的表现是打哈欠，用小手揉眼睛；因此要每天多次把小手洗干净。对于大一点的婴儿，不要让他去揉眼睛。外出时，要用帽子和纱巾遮盖脸和眼睛，防止风沙吹进眼睛。要用婴儿专用的纸巾擦脸。

（6）注意观察婴幼儿眼睛，发现下面表现时要及时就医

① 孩子眼睑红肿，眼睛怕光、流泪、分泌物增多。

② 眼睛水汪汪，经常流泪。

③ 上眼皮抬不起来，眼睛睁不大，爱抬头呈望天状。

④ 瞳孔区发白，或者黑眼球显得大，灰蒙蒙的，眼神发呆。

⑤ 单眼或者双眼眼球位置不正，内斜或者外斜。

⑥ 用小手电照射眼睛没有反应，不躲避，不闭眼。

⑦ 拿玩具在眼前晃，不能追随玩具。

⑧ 视力发育与年龄不符，低于同龄孩子。把物品突然移向2～3个月婴儿眼前，不眨眼；4～5月大的婴儿还不会抓身边的大玩具；5个月大的婴儿眼睛不能固视，不能追寻目标，眼球像钟摆样来回摆动。

以上的表现都提醒妈妈们，孩子的眼睛可能有问题，要尽早带他去看医生。

不可忽视早产儿、低体重儿的视力异常

凡是胎龄不足32周的新生儿叫早产儿，体重低于1500克的叫低体重儿。足月胎儿眼睛各部形态已经发育成熟，但早产儿由于在母体里发育的时间短，出生时视网膜并没有完全发育成熟，容易发生视网膜病变，如视网膜脱离等。早产儿体重过轻，出生后都需要吸氧，进温箱抢救治疗，这些因素都增加了发生视网膜病变的可能性。如果忽略了早产儿、低体重儿眼睛的检查，有可能错过治疗导致孩子失明。

早产儿、低体重儿出生后，如果发生过窒息或进行过吸氧治疗的，都应该在出生4周后进行常规眼底检查，如果视网膜没有病变和轻度病变，则每两

周随访检查眼底一次。如果视网膜病变严重，应立即在诊断72小时内进行视网膜手术，挽救孩子视力。

妈妈要密切观察婴儿的视觉状况

刚出生的宝宝，还缺少注视力。随着黄斑区的发育，中心视力逐渐建立。4个月的婴儿，有了周边视力。6个月左右的婴儿的眼底，逐步接近成人的眼底形态。妈妈可通过对婴儿的表现、表情和动作进行观察，来判断不同月龄的婴儿视觉发育的好坏：

① 初生儿接受强光时会闭眼，瞳孔会有对光反射。即当光线由暗到明时，瞳孔可以由大而变小；反之瞳孔就由小而变大。在家里可用笔式小手电进行检查。具体操作是：一手抱孩子，一手拿手电。先观察一下孩子瞳孔的大小，再按亮手电，从孩子一眼侧方快速移到眼前上方1秒，此时应看见孩子瞳孔迅速缩小；再快速把手电移开，可见瞳孔马上扩大。此法可以确定是否有全盲。注意不要用太强的光，不要长时间照射孩子的眼睛。

② 初生儿在出生后的前几个星期内，由于还没有建立起良好的视功能，视网膜得不到清晰的图像，其两只眼睛只能无目的地随意运动，不会跟随大人的手指运动。大部分婴儿两眼球运动还不协调，还会表现出一时性的斜视或两只眼睛运动不对称的现象。但这种不对称在出生2～3周后就应该消失。

③ 自5～6周开始，婴儿的两眼就具有注视物体的能力了，能随眼前大人手指的移动而移动，并可以维持几秒钟。

④ 在半个月到2个月时，婴儿眼睛显示出一个保护功能，即物体很快接近眼前可引起婴儿的眨眼反应。

⑤ 半个月到5个月，婴儿对图形的识别能力开始形成，首先学着认识妈妈，然后学着认识其他亲近的人。当妈妈脸部出现在眼前时，婴儿有兴奋的反应。

⑥ 3～4个月的婴儿会用手去触摸物体，眼睛会追随活动的玩具，会朝大人所在的方向看。

⑦ 5个月的婴儿可以鉴别物体的颜色和形状，首先喜欢红色玩具，随后又喜欢黄色。

⑧ 6～7个月时，婴儿眼睛左右集合的功能发育起来，能抓着玩具左右移

动。这时，可以在交替遮盖孩子一只眼睛的情况下，观察其能否抓到放在眼前的玩具。如果两眼视力都发育正常，则无论遮盖哪只眼睛，孩子都应能够抓到玩具。如果两眼发育不平衡，盖住功能较差的眼睛时，孩子表现平静；而盖住功能较好的眼睛时，弱眼看不清楚，孩子会表现出烦躁不安、哭闹摇头，并用手去抓眼前的遮盖物。6～7月龄婴儿的视力为0.05～0.06。

⑨ 6个月以后，婴儿眼睛的深度知觉开始发展，能逐步模糊地感觉到的物体有凸凹深度。要到5～9岁时，深度知觉才变得精确并巩固下来。

当婴幼儿有视力障碍时，有的婴儿瞳孔区发白，有的眼角膜发雾，有的婴儿眼睛外观没有什么异常，但眼睛不灵活、发呆，已经2个月大的宝宝眼睛还不会追随大人，不能识别妈妈。这些现象都提醒家长注意：孩子的眼睛可能有问题了。而妈妈通过以上观察得到的判断，将有助于在第一时间发现孩子眼睛问题，以助于及时就医，有效地预防弱视等眼病。

妈妈要关注1～6岁孩子的视觉发育

妈妈通过对1～6岁孩子眼睛的观察，可判断孩子的视觉发育是否正常。

（1）1岁半的孩子　在母亲的教导下，大多数可以辨认目标的细节和方向。这时可以用拣豆法来观察孩子双眼的视力状况。具体方法是：在半径的33厘米的孩子视野范围里，摆放大小不等的种子颗粒，分别遮盖一只眼睛，让孩子把所有的种子拣在不同的盘里，观察两个盘里拣回来的种子颗粒大小是否一样。如果一样，两个眼睛视力均衡；如果两个盘里种子颗粒大小明显不一样，拣到盘中的种子有大颗粒的，但小的较多，所用眼睛的视力正常。反之，如果拣到盘里的种子，基本是颗粒大的居多，小的很少或没有，所用眼睛的视力可能不正常。1岁至1岁半孩子的远视力可达0.2～0.3。

（2）2岁的孩子　对电视及天上的飞鸟感兴趣，走路能主动避开障碍物。远视力可达0.4～0.5。

（3）3岁的孩子　能辨认细小的物体。远视力可达0.5～0.6。

（4）4岁的孩子　有双眼单视功能。远视力可达0.6～0.8。

（5）5～6岁的孩子　视力可达0.8～1.0。

除了注意孩子有无不正常的表现外，还应注意观察孩子两眼是否有斜视，眼睛的黑眼球位置是在正中还是偏向一侧，两眼的视线是否同步。以便早发现、早治疗孩子的眼病，让孩子远离视力不良。

孩子哪些眼睛表现是不正常的

① 宝宝对光照无反应，面部不转向明亮处；视力极低下的婴儿，常有用小手挤压眼睛的习惯。

② 当婴儿被遮挡住一只眼睛时，如果不表现出哭闹或用手去撕扯遮挡物，说明这只眼睛很可能视力差；如果表现出哭闹或用手去撕扯遮挡物，说明被遮盖眼视力好，另一眼视力差。

③ 对周围事物表情淡漠，家人说话声或玩具声音，不容易引起宝宝兴奋。

④ 会走路的幼儿动作笨拙，经常跌跌撞撞，躲不开眼前的障碍物，智力正常却经常表现出动作缓慢、不喜欢剧烈活动、活动范围较小等行为特征，甚至常常摔跤。

⑤ 孩子看上去眼神不对劲，眼睛有节律地摇晃，或似钟摆一般无目的地转动。

⑥ 孩子见阳光灯光，常爱闭一只眼睛，这时要警惕是不是有间歇性的外斜视，因为宝宝可能会看到2个光源，所以他看灯或者看到太阳的时候就表现为闭一只眼睛。

⑦ 视物时经常偏头歪着脸看，看电视时也歪头眯眼，此时一定要去眼科检查，应与斜颈相区别。

⑧ 双眼不能同时注视一个目标。

⑨ 学龄期儿童出现阅读理解力和记忆力差，抄写出错，颠倒数字和字母顺序，字写得歪歪斜斜等。

孩子眼睛这些不正常的表现，应该引起家长的注意，及时到医院就诊检查，及时治疗。

哪些孩子是近视高发人群

以下孩子是潜在的近视高发群体（图25）。

8～15岁用眼频繁的人群

营养不良者

喜吃甜食、营养不均衡者

双胞胎、早产儿

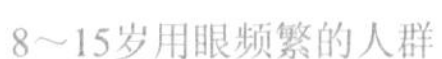

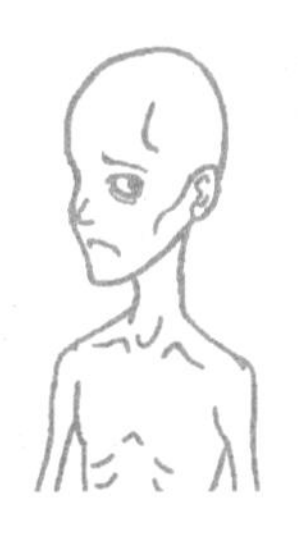

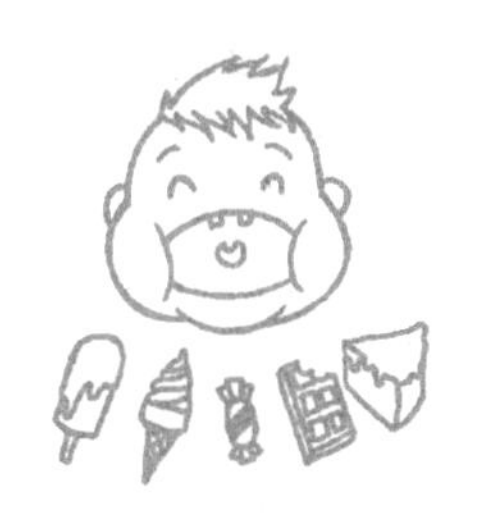

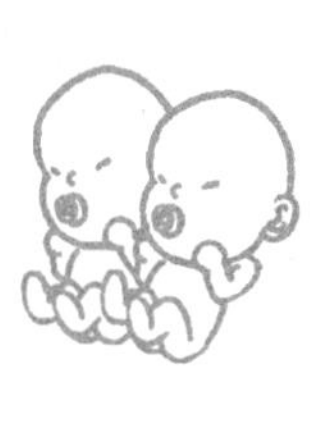

▲图25 小儿近视高发人群

（1）8～15岁的孩子 此期身体高度发育，也是上学用眼多的时候，不注意用眼卫生，缺少户外运动，过度地近距用眼所造成的调节疲劳，是产生近视眼的主要原因。青少年的眼球正处在生长发育阶段，调节能力很强，眼球壁的伸展性也比较大。在做阅读、书写等近距离工作时，不仅需要发挥眼调节作用，双眼球还要内聚，眼外肌对眼球会施加一定的压力，久而久之，眼球的前后轴就可能变长。每增长1毫米，近视度数就增加300度。当然，这种近视绝大多数为单纯性近视，一般度数都在600度以下，有的度数进展比较慢，而有的度数增加比较快。

（2）营养不良的孩子，身体体质下降或大病未愈的孩子 这些孩子的体质较差，眼球壁相对薄弱，在眼肌压迫下，眼球壁容易扩张，使眼睛的前后轴伸长，而发生近视。

（3）喜吃甜食、饮食营养不平衡的孩子 这些孩子身体缺乏某些重要的营养成分，可能会形成近视。例如，爱吃零食、挑食、偏食的孩子，还有不爱吃蔬菜和水果的孩子，肥胖儿等，近视的发病率会相对比较高。

（4）早产儿、新生缺氧儿，部分出生时体重低的孩子 这些孩子比别的孩子更容易发生近视。

（5）双胞胎 双胞胎孩子在子宫里不如单胞胎孩子的营养充足，容易造成蛋白质、维生素缺乏，影响眼球发育，使巩膜脆弱易扩张；双胞胎早产率高，因而部分双胞胎孩子比单胞胎孩子更容易发展成近视眼。所以提醒双胞胎孩子的父母，要更加关注孩子的营养和用眼卫生。

帮助孩子渡过近视易感期

我们已经知道，3～6岁儿童，一般有200～300度生理性远视屈光度数。6～15岁随眼球发育，眼轴可增长1mm，产生300度近视屈光度的生理储备，用以抵消掉生理性远视度数，而使眼睛变为正视。6～7岁的学龄期是孩子视力开始分野的时候，小学到初中，是近视易感期，即近视高发期，也是眼睛屈光不正的形成期。发生近视的主要原因是长时间近距离用眼。近视的高发期在中小学时期。由于学业加重、用眼疲劳，一部分孩子近视在持续地发展，并在13～15岁期间，跳跃性地进入高度近视。因此，重点要从源头上减少近视眼发生，帮助他们顺利渡过近视高发期，才能减少青少年近视的发病率，具体的原则如下：

① 培养儿童良好的用眼卫生习惯，看书时间不宜过久，姿势要正确。

② 要为孩子创造良好的视觉环境。

③ 要减轻孩子的学习压力和心理压力。

④ 每年要对孩子进行视力检查，做好“治假防真”。

⑤ 对近视屈光度发展比较快的12岁以上的孩子，可以配戴角膜塑形镜，减缓近视度数发展，以免形成高度近视，渡过近视的高发期。

治疗近视重在预防

同样年龄的孩子，如果有遗传、身体差、营养不均衡的情况，就比同龄孩子容易患近视。但在同等条件下的孩子，有的近视有的不近视，这就与用眼有很大的关系了。

一句“不要让孩子输在起跑线上”，让两三岁眼睛还没有发育成熟的孩子，就早早地开始读写认字了。幼儿长期看近处事物，眼肌对娇嫩眼球的压迫，可能会促使眼轴拉长。而学龄儿童长时间近距离的用眼，所引起的视疲劳和近视，也都说明不良阅读习惯与屈光不正之间存在某种联系。

治疗近视，重在预防，而不是被动地年年换眼镜。预防近视强调孩子、家长、医生三方互动，并以孩子个人因素为主。医生可解决眼科咨询、治疗的问题，家长应给孩子营造光好的环境，孩子要认真地实施用眼卫生。三方互动才可使假性近视可以治愈、真性近视得以控制并降低近视度数升高的速度。

减少看近事物，增加看远事物，是预防近视的核心。最简单易行的方法就是每天保证孩子有一定的时间去远眺，以放松眼部的肌肉。这要有家长去督促，并让孩子养成习惯。长期近距离用眼，会拉长眼轴长度，产生近视。如果孩子在发育期多去大自然里玩耍，户外的光线射入眼内，光线刺激了视网膜中多巴胺的释放，多巴胺能够阻止眼球在发育阶段被拉长，减少发生近视的可能。因此要预防近视，6岁以下儿童，一周至少保证10小时的户外活动时间。中小学生每天增加户外活动，对预防近视和减缓近视进展速度，也均有效果。医生要为孩子的防治措施提供指导，要保证孩子配戴合适的眼镜。总之，要按照儿童青少年视力保健的原则，去做好预防工作，而不是迷信市场上五花八门的“近视治疗仪”或“近视治疗药”。

中小学视力保健的措施

中小学生大多数时间都在学校里，因此，中小学生的视力保健，显得尤为重要。中小学校预防近视，要围绕减少近距离用眼、增加看远的中心来进行。具体的措施如下：

① 培养孩子正确的读书写字习惯，读写时不要趴在桌子上或扭着身体，要做到“三个一”和“三要三不要”。教导学生写字不要过小、过密。

② 不要长时间近距离在室内看书学习，保证课间10分钟休息，让眼睛能远眺。

③ 写字读书要有适当的光线，光线不能太强或太暗，光线最好从左边照射过来。

④ 要真正减轻学生的课业负担，才能减轻孩子的视疲劳。

⑤ 要增加户外运动，保证学生每天有1小时体育活动。

⑥ 学校要坚持让学生认真做好眼保健操。

⑦ 学校课桌椅高低应适合学生身材，教室的灯光、色彩、印刷品等要符合眼睛卫生要求。

⑧ 在学校的电教室里，学生看电视或用电脑时，电视机和电脑摆放的高度和距离，符合用眼卫生，有利于保护学生视力。

⑨ 学生食堂的食谱，要注意营养均衡。应让学生多吃些含维生素丰富的食物，如各种蔬菜及蛋、乳、鸡、鱼、瘦肉等。

⑩ 要做好“治假防真”工作。对开始近视的孩子，要分档防治；即与家长密切联系、配合，积极治疗假性近视，防止假性近视变为真性近视；真性近视，半年到医院验光一次，配戴适宜的眼镜，防止轻度近视加深发展，演变为中高度近视。

以上措施的具体操作方法，本书各章都有详细介绍。把好中小学生视力保健关，帮助孩子渡过近视高发期，对大幅降低近视发病率有重要意义。

不要盲目地为孩子配眼镜

孩子上学后告诉妈妈看不清楚，有的妈妈很重视，怕影响学习，赶快配上个小眼镜。在这个过程中，有几个问题要搞清楚，才能避免配眼镜的盲目性。

（1）孩子有无假性近视　除去先天性近视，大多孩子都是后天性近视，都与学习用眼有关，所以上学后部分孩子近视度数就逐渐上升。后天性近视都是由假性近视发展而来。假性近视是眼肌疲劳和眼调节紧张的状态，不是真性近视，不应该戴眼镜，而要积极治疗假性近视。让孩子改变原有的用眼习惯，通过自我休息放松，再结合一定的治疗，是可以恢复正常视力的。如果盲目地为假性近视的孩子戴上眼镜，就会使痉挛的眼肌没有松弛恢复的机会，将其逐渐变化为真性近视了。

（2）孩子有无经过散瞳验光　孩子必须做散瞳验光，才可能区别真假近视，提高配镜的准确性。尤其是10岁以下的孩子以及远视的孩子。如果不散瞳，验出来的度数里包括两个部分：眼睛真实的度数和由调节产生的假性度数，用散瞳前的度数去配眼镜，这显然是不准确的。近视眼散瞳后，就能去掉假性度数，只留下真性近视度数。远视眼散瞳后，可以使隐性的远视屈光度数变成显性，提高远视眼诊断准确率，减少了配镜误差。

只有准确合适地配镜，减少配镜误差，才能使屈光不正的孩子配戴舒适，获得良好的矫正视力，减少视力不良对眼睛的伤害。

莫让幼儿发生弱视

前面我们已经知道，弱视是幼儿期眼病，10岁前是治疗弱视的最佳时期，最迟不超过12岁，12岁以后的弱视治疗基本没有效果。因此，预防弱视的发生，显然比在弱视发生后再去治疗更为重要。如何避免幼儿发生弱视呢？要从以下几个方面预防：

（1）重视优生优育，避免婴儿先天性弱视

① 禁止近亲结婚，两个家族都有弱视史的男女不要通婚。有严重基因缺陷的人怀孕前，要找医生做遗传风险的评估。

② 妊娠期间，要注意预防风疹等传染病，避免发生先天性白内障、先天性角膜病。孕妇感染了严重的风疹等传染病时，应终止妊娠。

③ 妊娠的前3个月是胎儿器官的高度分化时期，要注意对胎儿眼睛的保护。第一，母亲要保证营养的均衡，多吃富含维生素B_1的食物，例如全麦面包、糙米、豆类、花生、新鲜蔬菜、鸡蛋等。减少胎儿因维生素B_1缺乏而产生视神经炎、神经萎缩导致弱视的可能。第二，妊娠的母亲要远离能造成视神经损害的有毒品，如烟、酒、铅等。因为，吸入铅及其化合物的蒸气、粉尘，易造成铅中毒，可引起胎儿视力减退、视野缩小；烟、酒中毒也可损害视神经。第三，夏天不要待在蚊子多的地方，尤其不要去疟疾流行区。即使感染上疟疾，也不要长时间、超量使用奎宁。

④ 避免难产和早产，防止产伤，以免造成对孩子眼睛的伤害。

（2）高度重视出生后婴幼儿的视力发育，避免婴幼儿弱视产生

① 弱视发生在幼儿期。5岁以前，是弱视的敏感易发期。10岁以前，是视觉发育的关键期。儿童的视觉形成容易受到各种因素的干扰和破坏，导致弱视的发生。关注婴幼儿视力发育，就是预防弱视发生的关键。

② 对小于3岁的孩子，主要是依赖父母和幼儿园的老师，对孩子视觉状态进行细心、持久地关注。通过观察，有助于在第一时间发现问题，及时就医。这将会为早发现、早治疗争取时间，会有效地降低弱视的发病率，挽救更多的孩子。

（3）密切关注孩子视力变化，避免废用性弱视产生 应每半年给孩子检查一次眼睛。有高度远视伴散光的孩子，看近事物远事物都不清楚，若配镜太迟的话，视功能得不到锻炼，易产生废用性弱视。两眼屈光度数如果相差大于300度以上的近视或近视散光，若不及早配镜，视力较差的一眼会被压抑，从而失去使用的机会，产生废用性弱视。因此要关注这些孩子的视力变化，及时正确地配镜，从而减少废用性弱视的产生。

低视力和儿童盲的发生

低视力就是视力下降很明显，即使戴眼镜后的矫正视力也在0.3以下，而且看见四周的范围，即视野，也缩小成“管状视野”。患儿像通过一个管口在看世界，只有巴掌大一片天，行动起来很不方便。这种患儿视力低下、视野狭小，采用常规的验光配镜、手术或药物治疗，都不能提高其视力。在儿童期视力低于0.05的，叫儿童盲。两者统称为视力残疾，此病以先天遗传为主，后天产生为辅。

先天性白内障、视神经萎缩、先天性小眼球、先天性小角膜、视神经发育不良、视网膜色素变性、白化病、虹膜缺损、眼球震颤等具有遗传性疾病的患者，其后代出生以后就可能会患上这些眼病。儿童期治疗不及时或没有好的治疗办法，将使儿童视功能受损严重，形成低视力。

某些后天的疾病，也可以造成低视力。例如在儿童视觉发育期患视网膜病变、视神经疾病、角膜病、青光眼、眼外伤等，如果延误诊断或治疗不当，会使视功能发育受损从而形成低视力或盲眼。

对于有高度弱视、高度近视、高度散光的儿童，若矫正治疗不及时，也有发展成低视力的可能。

儿童饮食营养不合理，或贫困地区孩子因营养缺乏而诱发的眼病，如维生素A缺乏、角膜软化症、重症沙眼等，也可能引起视力残疾。

低视力和儿童盲的孩子，眼睛视力低下，没有立体视觉，拿东西经常扑空，外出行动困难，性格自卑、孤僻，伴有智力缺陷，会影响学习和就业。儿童盲的孩子生活自理困难，会成为家庭的沉重负担。低视力和儿童盲还有一定的遗传性，会影响后代的眼睛健康。

预防孩子低视力和儿童盲的产生

低视力患儿或儿童盲的患儿，轻者影响正常的学习工作，重者连日常生活都难以维持。而且低视力的矫助效果也是很有限的。所以要以预防为主，尽量避免孩子发生低视力和儿童盲，让孩子远离视力残疾的痛苦。低视力和儿童盲的预防措施如下：

（1）要注意优生优育，避免先天性低视力眼病　要避免近亲结婚；有低视力遗传危险的人最好绝育；妊娠期避免接触有害化学物、放射线、同位素等；孕妇慎重用药；避免风疹感染，有严重风疹感染的孕妇，要终止妊娠；35岁以上的高龄产妇，要特别注重做产前检查等。

（2）要关注婴幼儿的视觉状况　5岁以前是视觉发育的敏感期，因此儿童低视力防治的关键在5岁以前。应该在婴儿出生、1岁、2岁、3岁和5岁时分别进行眼睛的检查。家长、医生都要耐心细致地观察，以便能早期发现、早期诊断、早期治疗和训练，这对于预防和治疗儿童低视力是非常重要的。

（3）要保护孩子的眼睛　患有可演化为低视力的各种眼疾时，要及时治疗，并要时刻关注视力变化情况。1～2岁是视觉发育敏感早期，是最容易发生剥夺性弱视的时期。如果婴儿5～6周，眼睛还不能跟随大人手指的运动而移动，就要及时去检查有无先天性白内障、先天性青光眼、先天性睑下垂等疾病。如果有上述眼病，要尽量在1岁前手术，术后积极进行康复治疗。

（4）早期发现弱视和斜视　及时手术和治疗，以保证孩子视功能正常发育。

（5）要对幼儿进行用眼卫生的教育　对屈光不正的孩子要及时配镜，避免由轻中度发展成重度，由重度发展成弱视，由弱视发展成低视力。尤其是有高度屈光不正的孩子，要尽早配镜。要注意用眼卫生，多用自然疗法缓解眼肌疲劳，阻止度数发展太快从而形成低视力。

（6）注意孩子营养合理　防止孩子维生素A缺乏，杜绝产生角膜软化症。

（7）注意孩子生活、游戏安全　减少眼外伤发生，积极救治眼外伤，把对眼睛的损害降到最低。

（8）幼儿要定期做预防接种 及时接种麻疹疫苗、风疹疫苗。加强麻疹孩子的眼部护理，治疗其他眼部并发症。

（9）其他 要定期对孩子进行眼睛检查 学校应该开展眼保健操，进行爱眼意识教育。

传染性热病对儿童眼睛的伤害

传染性热病是指伴有高热的一些传染病，如麻疹、猩红热、水痘、白喉、百日咳、流行性脑脊髓膜炎（简称流脑）等。这些疾病传染性强、来势猛，主要症状为高热、咳嗽、全身不适等容易让大家忽视了疾病对眼睛的伤害，因此我们有必要了解常见的传染性热病与眼睛的关系。这提醒我们在传染性热病发生时，除治疗原发病外，还要关注患儿眼睛的变化，以减少眼损伤。

（1）流脑 流脑的脑膜炎双球菌可以通过血液传播到眼睛里，发生转移性脉络膜视网膜炎，可引起视力大幅下降；最终导致眼内炎、全眼球炎、眼球萎缩等。

（2）麻疹和猩红热 此两种传染病，可出现高热伴大量体液丢失，身体消耗很大，如果营养补充不及时，易发生婴儿营养不良。大量维生素A的缺乏，可引起干眼症、角膜感染等。

（3）白喉 1～5岁孩子为高发人群，白喉杆菌主要侵犯喉黏膜，眼结膜也易感染引起膜性结膜炎、角膜溃疡等。白喉杆菌进入血液，还可引起眼肌麻痹、斜视、眼闭合不全等。

（4）百日咳 2～4岁幼儿为高发病人群，百日咳有阵发性痉挛性剧咳症状，可引起眼结膜下出血，更重要的是要检查有无玻璃体、视网膜出血，这是需要及时治疗的。

（5）水痘 发热后全身会出现皮疹，孩子用手抓破皮疹，沾上含有水痘病毒的浆液，再揉眼睛，眼睛便会感染水痘病毒，引发角膜溃疡等。

值得庆幸的是，以上的传染病都有疫苗预防，我国在学龄前儿童中推广预防接种工作很有成效，大大地降低了婴幼儿传染病的流行，家长们要重视按时给孩子打预防针。

如何防治儿童眼外伤

1岁前婴儿眼外伤比较少，会走路的幼儿眼外伤就比较常见了。原因很多：有走路不稳跌倒在地摔伤眼睛的，有碰撞上桌椅碰伤眼睛的，有被鞭炮炸伤眼睛的，有被树叶、树棍、笔尖戳伤眼睛的，有被小动物抓伤眼睛的，有小朋友玩耍时互相撞伤、抓伤眼睛的，还有被带角带尖的玩具碰伤眼睛等。婴幼儿因为动作还不够协调，又不知深浅，容易发生外伤，需要家长教育孩子爱护眼睛，做好预防工作。

① 家里有会走路的婴幼儿尤其要做好预防措施。家里桌子、柜子的边边角角都要用泡沫塑料和边角条包起来；家里各种刀具、剪刀、起子等锐利工具都要藏起来；家里各种玻璃花瓶、花盆、装饰品等易碎扎人的东西要收起来，放到孩子够不到的高处；一些酒瓶、油瓶数量多无法收起来时，干脆集中到一个柜子里，用胶带把柜门封住；家里的笔筒不要放在孩子够得到的桌上，要放在书架上层，防止孩子拿到戳伤眼睛；家中如有高瘦的音箱，要用胶带固定在电视柜壁上，以防孩子推倒轧伤。

② 1～2岁的幼童要有专人看护，家里要给孩子开辟游戏区，地上铺有软垫。

③ 春节或结婚场合燃放烟花爆竹时，不要让孩子太靠近，以免炸伤眼睛。不要让幼童自己去燃放爆竹。

④ 带孩子出去玩时要远离有危险的地方。

⑤ 幼儿要少和宠物打闹，少逗弄公园的动物，以防被抓伤、啄伤。

⑥ 刮风天气如果有异物吹入幼儿眼中，让孩子不要用手揉，因为会擦伤角膜或把异物推向深处。正确做法是：家长把自己手冲净（找不到自来水，可用矿泉水冲，湿纸巾擦净），用食指和拇指捏住孩子上眼皮，轻轻上拉，利用眼结膜囊的负压作用，使沾在眼表的异物松动，这时会有大量眼泪流出，把异物冲出来。如果异物是很小的灰尘粒，让孩子自己闭上眼睛，眨眨眼，靠大量外流的眼泪也能把异物带出来。如果处理后异物仍然出不来，就需要上医院了。总之，不要揉眼，靠揉眼不能把异物弄出来，反而会更糟。

⑦ 和小朋友玩耍打闹，也容易使眼睛受伤，要教育孩子注意保护眼睛，一旦眼睛受伤，不要用不干净的手、纸、毛巾擦眼睛，要尽快去医院。夏天，孩子们喜欢玩水枪，这个玩具也有很大的安全隐患。玩具水枪都是加压后，把

水射出的玩具。要告诉孩子，不要朝别人的脸上喷水；不要近距离和小朋友玩水枪，以免伤及眼睛。玩耍时，孩子眼睛如果能够戴上护眼镜就更好了。

⑧ 注意餐具对孩子的伤害。家长要保管好家里的筷子、勺子、刀、叉餐具等。曾有名孩子被筷子插入眼睛后，父母情急之下把筷子拔了出来。这种错误的做法，会对孩子的脑部产生二次伤害。因为孩子头颅小，筷子有可能已触及了脑部血管、神经。最明智的作法，家长不要乱动筷子，赶快送医院。文具中的铅笔也会造成这种危险。

如何防治儿童眼化学性烧伤

① 要预防为主。把家里能引起眼化学性烧伤的东西收藏好，放到儿童拿不到的地方。如用于清洁的强酸强碱、硫酸、盐酸、生石灰等；洗衣粉、84液、双氧水、氨水、染发剂、卫生间除臭剂等；蒸馒头用的碱面、小苏打；含有苯胺防腐剂的墨水和一些画画的颜料；装修房子用的油漆、涂料、香蕉水、胶水、甲醛等。用完了的空瓶要及时扔到垃圾箱里。除了收藏好这些东西以外，平时还要对孩子进行“眼睛宝贵，不能随便把东西放到眼里”的安全教育。

② 家里的外用药水、药膏要放到安全的地方，告诉孩子不要乱拿药品。

③ 外出游玩时，告诉孩子不要去捡别人废弃的瓶子，不要在建筑工地玩耍，尤其不要站到石灰池旁边去看，不要去化工厂玩耍。工人用沥青铺路面时，儿童不要近距离看，沥青的烟雾和灰尘可致结膜炎、角膜炎。

④ 在学校做化学实验时，要遵守实验室的规则，防止试剂溅入眼内。

⑤ 含有苯胺的墨水和染发水进入眼睛，数分钟会引起结膜水肿，然后可导致角膜和结膜的溃疡与坏死。因此要马上除去眼内颗粒，用大量清水冲洗，然后尽早点2%重碳酸钠眼药水，直到眼内染色退尽。

⑥ 要教给孩子基本的知识：不管任何化学物进入眼内，首先要做的事情不是跑医院，而是就地用清洁的任何水——自来水、矿泉水、河水、井水，马上冲洗眼睛15～20分钟，越早越好，越快越好，争分夺秒稀释眼内的化学浓度，减少化学物往眼内渗透的深度。碱性物比酸性物渗透得快，伤害更大，经过冲洗处理后再急送医院，会大大减少眼的损伤。年龄小的孩子不好冲洗

眼睛，也可用一大碗或盆等放上水，让孩子把眼部泡在水里不停地眨眼，频繁更换水，洗眼15～20分钟。

⑦ 最近传出了“干燥剂伤眼”的新闻，一个二年级的学生，把零食袋里的干燥剂扔进水杯里，引起玻璃杯爆炸，炸伤了眼睛。干燥剂为什么会爆炸呢？干燥剂有不同的成分，其中生石灰干燥剂里含氧化钙，而氧化钙遇水会产生激烈的化学反应，瞬间释放大量的热量，轻者烫伤人，重则爆炸伤眼。家长要告诉孩子，干燥剂不能吃也不能玩，更不要扔进水杯和保温杯里。给孩子买了零食后，要检查有无干燥剂，有就马上扔掉。

如何防治儿童眼火、热烫伤

① 热茶杯、热粥碗不要放在桌边，以防被幼儿抓翻烫伤。热开水、热粥要放温热后再端给幼儿吃。

② 婴幼儿学走路时，桌面、茶几面最好不要放台布，以防被孩子抓住台布拉翻桌面的水杯、水壶从而烫伤。

③ 不要让幼儿去家里厨房，尤其是做饭时，油锅、汤锅、电饭煲对于幼儿都是很危险的。

④ 家里使用电器的电线要隐藏起来，不要放在过路的地上，如果幼儿被电线绊倒，再拉翻电热杯、电饭煲等，也容易被烫伤。

⑤ 冬天洗澡的水温要适度，先加凉水后再加热水，防止幼儿先进到浴盆玩水而被热水烫伤。

⑥ 冬天取暖时，要注意幼儿的皮肤不要直接贴在电加热器、暖气、暖水袋上面，农村地区要避免年幼的孩子走路摔倒在火盆里。

⑦ 幼儿不要去餐厅厨房、豆腐作坊玩，这些地方经常有大锅或大桶的热水、热汤、热菜、热豆浆放在桌上、地上，幼儿容易被烫伤。

⑧ 不要留幼儿一人在家。平时教育幼儿不要玩火、汽油、打火机、酒精等易燃物。

⑨ 万一眼部被烫伤，应立即脱离火源和热源，马上用冷水冲洗或浸泡眼部10分钟，以迅速降温。家里如有抗生素眼药水，可滴一两滴，再迅速送医院。不要涂紫药水。

如何防治电子产品对孩子眼睛的伤害

（1）幼童看3D电影的弊端　走进电影院，3D电影铺天盖地，连很多面向低幼群体的动画片也向此靠拢。3D电影除给消费者加重负担外，会不会影响孩子的视力发育呢？小孩子适合看3D片吗？

首先，看3D电影就得戴3D眼镜，而很多影院都没有儿童版的3D眼镜，有些成人戴这些镜架都不合适，孩子的脑袋太小，就更挂不住眼镜了，得用手扶着，很累。经常有成人看了3D电影后感觉头晕，这是什么原因呢？因为公共3D眼镜，不是“量身订制”的，镜片光学中心不适合自己的瞳距，就很容易引发视疲劳。而对年幼的孩子影响就更大了。因为12岁以下孩子的眼球，眼部肌肉和视觉系统正在发育时期，3D电影的画面移动速度快，景深不断变化，很容易导致视疲劳，诱发假性近视。孩子戴着不合适的3D眼镜，长时间观看后，更容易造成头晕、流泪、视物模糊等。另外，一些未经彻底消毒的3D眼镜，还可能传染红眼病等眼疾。

国外很重视3D眼镜对孩子的影响，意大利最高卫生保健委员会发布过一条禁令，禁止6岁以下儿童戴3D眼镜看3D电影。理由是“眼睛尚未发育完全的儿童使用3D眼镜，有可能造成斜视、弱视以及其他视力问题”。美国也有试验机构认为，长时间配戴3D眼镜会令眼睛疲劳，还可能导致头痛和视物模糊，儿童受此症状的影响会较大。家长尽量少带10岁以下的幼童去看3D电影，希望电影界多生产2D动画片，关注对孩子的视力保护。

（2）手机电脑对孩子视力的伤害　据报道，64%～90%的电脑使用者存在视觉疲劳，他们长期看电脑后，出现眼不适、看不清、头痛、无法继续眼作业等症候群。而智能手机微信群的增多，因视疲劳眼科就诊人数上升。这种因为阅读载体改变，使视觉功能远超负荷的问题，表现突出。

过度使用手机电脑，很多成年人已经有明显的视疲劳现象了，对孩子眼睛的影响，那就更严重了。很多孩子喜欢拿大人的手机玩游戏，大一些的孩子喜欢用智能手机看小说。不管用手机阅读还是打游戏，眼睛和屏幕的距离也就在10厘米左右。电脑上网玩游戏，玩点读机，也是孩子的喜爱，眼睛和屏幕的距离约在20厘米。我们已经知道，长时间近距离用眼，会令睫状肌长期处于紧张状态，出现睫状肌的痉挛和视疲劳，电子屏幕因有眩光和闪烁，比纸质阅读更明显。除了繁重的学习任务以外，无节制地看电脑、玩手机，看电视成了眼睛疲劳、视力下降的又一大诱因。有报道说：一个6岁孩子，每天用手机玩游戏，一年眼睛近视度数竟增加到600度。

为保护孩子的眼睛，一要减少持续近距离看物的机会和时间，杜绝2岁以下婴儿接触电子屏幕，2～6岁儿童看电视时间，每次不宜超过30分钟；大孩子每天接触电子产品时间不要超过2小时。书面阅读的时，鼓励孩子端正坐姿，一定不能躺着或歪坐在沙发里，与书本的距离要有30cm以上。看电脑时，与屏幕要保持50cm以上的距离，注意每隔半小时，闭眼休息5分钟左右，并且经常眨眨眼睛。

二要增加户外活动时间，保证每天1～2小时的户外活动时间。多项研究表明，孩子的眼睛和身体接触阳光，可以减少患近视的概率，以及减缓近视进展的速度。

（3）警惕其他家电对眼睛的伤害　除了电脑和手机，家里还有什么电器，会对人体有辐射性伤害呢？

国家规定，家电辐射不能超过每平方米0.4瓦，北京电视台曾经就小家电的辐射量进行了测定，结果很耐人寻味。

冰箱的辐射值为每平方米0.02瓦，比标准低了20倍。电视机，是每平方米0.04瓦，也很安全。吹风机是每平方米0.008瓦，辐射值最低。微波炉经测试，它的辐射值比标准低了一半，也应该是安全的。但当微波炉加热使用时，要离开3米远，尤其不要近距离用眼睛去看微波炉，因为微波辐射会伤害眼睛的晶状体。

电脑笔记本是常用的电器，辐射量是否超标？经测量，电脑的辐射是每平方米0.01瓦，低于电视机冰箱辐射。那些经常从事电脑工作的人们，可以放心使用了。

最惊讶的是，家中常用的台灯，检测结果竟是最高的。小小的台灯，辐射值检测竟达每平方米436瓦！比微波炉辐射值整整高了2000倍！为什么台灯竟会是家电的辐射之首？因为现在市面上的主流台灯中都有镇流器，其瞬间辐射值非常高！平方米436瓦，就是瞬间辐射值。

难道我们不能使用台灯了吗？当然要用，如何正确使用台灯呢？台灯虽然辐射值高，其衰减也是很快的。当距离台灯10厘米时，其辐射值到4.5；距离台灯15厘米时，辐射值就锐减到了每平方米0.3瓦，也就在安全范围了。所以离台灯越远，辐射值越低。正确使用台灯的方法，就是保持适当使用距离。要教育孩子，看书写字时不要离台灯太近，安全范围是距离台灯15～20厘米以上。

如何防治儿童眼噪声损伤

① 不要带幼儿去震耳欲聋的舞厅、歌厅。

② 不要让孩子在有高音喇叭的商店多停留。

③ 有幼儿在家里，电视、音响声音都不要开得太大。

④ 买玩具时，要避免买那些发出高分贝声音的玩具，有些沐浴玩具如塑胶小鸭、小鸡等，挤压时能够发出尖厉的声音，在幼儿耳边10厘米处，也会产生噪声损害。

⑤ 春节期间，幼儿要远离燃放爆竹的地方，如躲不开，大人要捂住孩子耳朵，以保护听力和视力。

很多资料都显示：噪声不但直接影响听觉，也会通过神经系统作用而影响到视觉器官，引起视疲劳和视力减弱。当噪声强度在90分贝时，约有一半的人会出现瞳孔放大、视物模糊；当噪声达到或者超过110分贝时，几乎所有人的眼球对光亮度的适应都有不同程度的减弱。这就是为什么长时间生活在噪声环境中的人，特别容易发生眼疲劳、眼胀痛、眼发花以及视物流泪等多种眼损伤现象的缘故。

因此，如果让孩子长期在噪声环境里，尤其是高分贝噪声，可导致幼儿眼对光敏感度下降，使眼睛对红、绿、白三色视野缩小，还能够使眼睛辨别颜色能力和视觉敏感度下降，直接引起孩子视力下降。

如何防治儿童眼光污染

① 不要让孩子长时间待在有旋转光和强烈光的环境里，强光可使眼虹膜伤害，抑制视网膜感光细胞功能的发挥，引起视疲劳和视力下降。

② 幼儿的书籍纸张不宜太白，阅读时书不要离眼很近。过白而光滑的

纸面反射光容易使人目眩，给孩子买书时可选择那些淡绿或淡黄的柔和调纸张。看书时台灯光线不可太暗，也不可太强。

③ 照相机闪光灯对幼儿眼睛也有伤害，自己在家里给幼儿拍照时，尽量不开闪光灯，而用自然光源。到照相馆去拍照时，也要问清楚是否用的是儿童专用灯源。

④ 夜间开车带孩子出行，两车交会时对方大灯光线强烈，要保护幼儿眼睛不受强光照射。

⑤ 注意激光笔对眼睛的伤害。激光笔能发出一个光点或者一条彩色的光带，照射到或近或远的目标上，主要用于教学和导游。现在也有儿童玩具激光笔，使用不当，也有一定的安全隐患。激光笔可以产生一定能量的光束，如果照射到眼睛或者皮肤上，也会对人体组织造成伤害。教育孩子尽量不要玩激光笔，看见别人打过来的激光束，要尽量避开。

⑥ 现在有好多玩具边闪光边唱歌，很受孩子喜欢。但这种眩光如果强烈而频闪，对年幼孩子的眼睛也有害。家长在买玩具时，要注意光度和频闪次数，孩子玩时，眼睛不要离得太近，玩的时间不要太长。

⑦ 到了冬天，滑雪受到青少年的喜爱。但白茫茫的雪地会反射出强烈的紫外线，如果不戴防护镜，玩的时间长了，眼睛角膜被紫外线伤害，引起角膜上皮脱落，眼痛眼红，视物模糊，这叫“雪盲症”。带孩子玩滑雪时，一定要戴上防护镜。得了“雪盲症”，马上去医院治疗，点眼药，盖眼，休息，防止眼感染，两三天后眼睛就能够痊愈。

如何防治动物传播寄生虫眼病

近年来养宠物蔚然成风，养狗、猫、兔、鸡、鸟等，有幼儿的家庭，最好不养宠物，这可减少孩子感染寄生虫眼病的机会。

① 眼猪囊虫病。吃了有囊虫的猪肉后被感染。眼睛除了晶状体外，其他眼组织都可以发生囊虫病，以玻璃体和视网膜的囊虫病最多见，对视力影响最严重。预防措施包括：要到正规商场去购买猪肉，给幼儿制作肉食一定要煮熟，蔬菜要洗净炒熟，不喝生水要喝开水，饭前要洗手。

② 阿米巴性角膜炎。阿米巴原虫存在游泳池水、湖水、污水、土壤、动

物粪便中，当眼睛接触了被阿米巴原虫污染的水、土壤时，出现眼痛、视力下降的角膜炎。预防措施包括：孩子接触过动物后要洗手，饭前要洗手，不要用脏手揉眼，蔬菜要洗净煮熟。

③ 眼包虫病。包虫寄生在狗小肠里，人被含包虫的狗粪污染后发病，眼睛多个部位都可以出现大包囊，影响眼睛运动功能和视力。预防措施包括：幼儿少摸狗，饭前洗手，可杜绝虫卵入口的机会；家里养狗者，要按时对狗及其粪便检查，发现虫卵应及时治疗。

④ 弓形体脉络膜视网膜炎。弓形属原虫广泛存在狗、猫、兔、猪等动物和鸟类体内，人食入被污染的水和未煮熟的肉时被感染，形成弓形体脉络膜视网膜炎，引起视力下降。预防措施包括：幼儿要少接触动物，饭前洗手，不喝生水，不吃生菜和未煮熟的肉类。

⑤ 结膜吸允线虫病。吸允线虫虫体很小，寄生在狗、猫、兔等动物眼内，可由蝇类为中间宿主再传染给人，幼儿最容易感染。成虫寄生在人眼结膜囊内或钻入其他部位，引起畏光流泪、分泌物多、视力下降，继发泪

11

你知道这些眼科常识吗

产生近视的环境因素哪些最主要

我们都知道，近距离用眼是产生近视的后天因素，即指看书多、写字多，发生视疲劳多，易引发近视。但近年来国外科学家证实，比近距用眼多更为主要的致近视因素，是户外活动少。有人会说，那我就在家里少看点书，望望远处，作作室内运动，也能够防近视吧？经研究，只在室内运动锻炼，并不能完全起到防止近视的效果。这是什么原因呢？

大量研究显示：多巴胺与阻止眼轴拉长有关，光照与多巴胺的分泌有关。孩子多到户外去，让眼睛和身体接触阳光，光照会促进视网膜释放更多的多巴胺，有效地抑制眼球的增长，从而抑制近视的发生和发展。光待在室内，光照少，体内多巴胺少，加上学业任务重，眼轴被拉长，近视就加深了。甚至有研究进一步显示，孩子在户外干什么不重要，只要每天能够保证有1～2小时在户外活动，无论在外面是运动、散步，还是做什么活动，近视发生率都能够下降。多给孩子们一些户外活动时间吧！

为什么要戴眼镜

为什么人要戴眼镜？是为了通过镜片，提高视力，使我们看清外界。对于屈光不正者来讲，眼镜就像拐杖一样，对眼睛起帮助作用，但并不能治愈近视，当去掉眼镜时，人们看东西又模糊了。那些近视、远视、散光的人们，看着模糊的世界，会让生活充满不便，容易产生视疲劳。除了眼睛很不舒服外，还会有不自信和不安全感。戴眼镜带来了更舒适更清晰的视觉感受，也是人们通常愿意选择的方式。

为什么有的“斗鸡眼”随着年龄会消失，而有的就不会消失

6岁前幼儿，多少有些生理性远视，表现有点轻微的内斜视（俗称“斗鸡眼”），随年龄增长，眼轴变长，远视度数将逐渐被抵消完，从远视变成了正视，内斜视也就消失了。但有的孩子远视度数高，远视度数不能完全被抵消，不能变成正视眼，而仍然存在部分远视，内斜视就不会随着年龄增长而

完全消失。真正的内斜视，眼睛的表现是什么样的呢？当孩子看向正前方的时候，可见他一只眼睛黑眼仁上的反光点在正中央，而另一只眼反光点明显向外偏位了，这就是内斜眼，会发生单眼弱视，影响视力发育，因此需要及早治疗。可采用遮盖、戴眼镜、用散瞳药、斜视手术等联合治疗。

还有另一种假性内斜视，内斜视也是会随年龄的增长而消失的。什么叫假内斜视？孩子到底是真内斜视，还是假内斜视？家长们可了解一下这两种情况的区分方法。

由内眦赘皮导致的“斗鸡眼”是假内斜视，是亚洲婴儿中最常见特殊的眼位。在孩子往前看时，你仔细观察，他两个眼睛黑眼仁上的反光点没有偏位，都在正中央。为什么外表看来又像“斗鸡眼”呢？因为亚洲人在婴儿时鼻根太矮，内眼角会堆积上眼睑的褶皱，看起来像内斜了，如果你捏起孩子鼻根的皮肤，马上发现其眼位是正常的。这种“斗鸡眼”，也是会随年龄增长，鼻梁挺起而消失的。

儿童学习不好跟眼睛有关吗

儿童学习好坏有多种原因，如果孩子发生阅读困难、计算困难、拼写困难等表现，首先需要排除视觉问题，应到医院先进行全面的医学眼科检查。如果孩子有屈光不正和弱视等，会直接影响孩子学习兴趣和学习成绩。视觉不良，仅是影响孩子学习的原因之一，家长在视力矫治的同时，还要寻找其他原因，综合治疗。

为什么幼儿看书看电视爱离得近

儿童视觉发育是由远视眼到正视眼的过程，6岁前幼儿是远视眼，看小字吃力，看书容易拿近，应该给孩子看些大号的字体。但此时幼儿的远视力也没有发育到1.0，坐远了看电视也不清楚，也喜欢坐近处看电视。这些习惯通常会随着孩子长大而消失。但如果6岁以后的孩子，也是近看书和坐近看电视，可能就有屈光不正了，一定要带孩子去作验光检查。

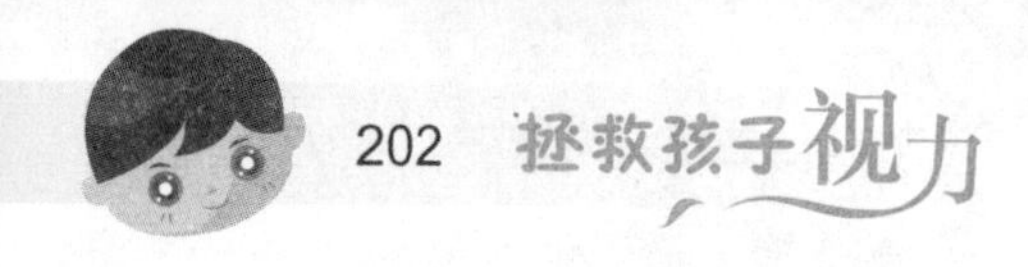

眼镜片脏了怎么办

眼镜用一段时间，镜片上会落下灰尘、污迹。如果用镜布或者衣角去干擦是不好的习惯。一来擦不净，二来这些灰尘颗粒会像砂纸一样，在镜片上来回摩擦会造成划痕，尤其是塑脂片眼镜。塑脂片眼镜因其体轻抗摔而受欢迎。但塑脂镜片最大缺点是不抗摩擦，易发毛，影响镜片的清晰度。如果经常用镜布或衣服直接干擦镜片，新的镜片戴不了多久就会模糊。那么镜片脏了，应如何清洁呢？

镜片脏了或者是有油污了，先用自来水冲洗镜面；再加点洗洁精，用拇指与食指成同心圆环绕揉洗镜片；再用清水冲洗干净；用餐巾纸把水吸干或者把眼镜架在桌面自然风干。这样洗出来的镜片不会损伤膜层。而眼镜布是用来包眼镜的，大多作为赠品的眼镜布，造价低廉，纤维间隙较大，容易积累灰尘，用脏的眼镜布擦眼镜，是擦不干净的。

“润眼药水”能缓解疲劳吗

有些人一天十几个小时坐在电脑前，时常觉得眼睛发干发涩眼累，喜欢经常性地使用“润眼液”，想缓解眼睛干涩的症状。也有人经常用“防视力疲劳”的眼药水，想解除眼部疲劳。虽然他们长年累月使用眼药水，但眼干涩和眼疲劳症状却越来越严重。原因是使用眼药水治标不治本，长时间看电脑产生的眼干涩症状，是由于眼瞬目减少，角膜表面泪膜缺水造成的。而我们的眼泪是最好的润眼液，只要增加闭眼和眨眼次数，就可以解决问题。眼睛感觉累，是提醒人们应该让疲劳的眼睛休息了。只要停止看电脑，望望远处或闭眼休息，就能缓解视疲劳，根本不需要每天点眼药水。而且常用的眼药水里面大都含有防腐剂，长期使用眼药水，防腐成分可破坏眼表结构，产生刺激，干涩的症状会越来越重。

使用眼药水要注意什么

① 不要滥用抗生素眼药水和激素类眼药水。滥用抗生素眼药水，会产生

耐药菌株，当眼睛真正发炎了，就没有疗效了。像地塞米松、氟米龙等激素类眼药水，具有抗炎、抗过敏和免疫抑制等作用。这类眼药水开始用时能有效缓解眼睛干涩、发红，但长期使用就可能导致眼压增高，甚至诱发激素性青光眼，要根据病情用，不可滥用。

② 已开瓶的眼药水超过一月就不要再使用了。所有的药品都有保质期，眼药水也不例外。但眼药水的保质期，是指未开瓶的时间。一旦开瓶，一个月后，不论用完与否，都应该丢弃。因为开瓶后，药水与空气和外界接触，药效在逐步下降；空气中的微生物也容易污染药水；使用时稍不注意，手和眼睫毛碰触到瓶口，会污染眼药水。开瓶超过一个月的眼药水会变质，不宜再使用。

护眼灯能够护眼吗

护眼灯在我国市场已流行多年，尽管价格高于普通台灯很多，但家长们冲着“无频闪、光线柔和”等宣称 ，还是会为孩子去买。由于目前我国对护眼灯尚没有出台统一的行业标准，经国家质检总局对“护眼”台灯的抽查，九成产品质量是不合格的。质检局在安全风险警示中曾指出，“护眼”这一说法目前并没有科学的定义，许多质量低劣的“护眼”台灯，不但起不到护眼的作用，反而可能损害视力。

家长花了高价，却买回来一个“不但起不到护眼的作用，反而可能损害视力”的灯，怎不叫人纳闷？护眼灯的宣传核心是“无频闪”。如果真能够达到“无频闪”护眼灯的确能提高眼睛看物的舒适度。可检查结果显示，现在市场上根本就没有“无频闪”的灯，所谓的护眼灯其实和普通台灯差别不大，“无频闪”只是卖了一个概念。有的护眼灯还是“高频闪”，使用了变频电子镇流器，加快了闪烁的速度，超过了人眼的神经反应速度，使人眼感觉不出频闪，就成了商家口中的“无频闪”了，实际频闪依然存在，而且闪烁更快，反而有害。

预防孩子近视不是靠某个灯，不要盲目听信商家和厂家的宣传。关键要培养孩子好的用眼习惯：灯具光线不能过亮或频繁闪动；台灯要放在左前方，把灯罩下压，避免台灯光线直射眼睛；室内最好还要有背景灯或顶灯；看书、用电脑的时间不能过长和距离太近等，才能保护好孩子的视力。